Psicoenergía, Emociones
Y la Aromaterapia
En tus manos

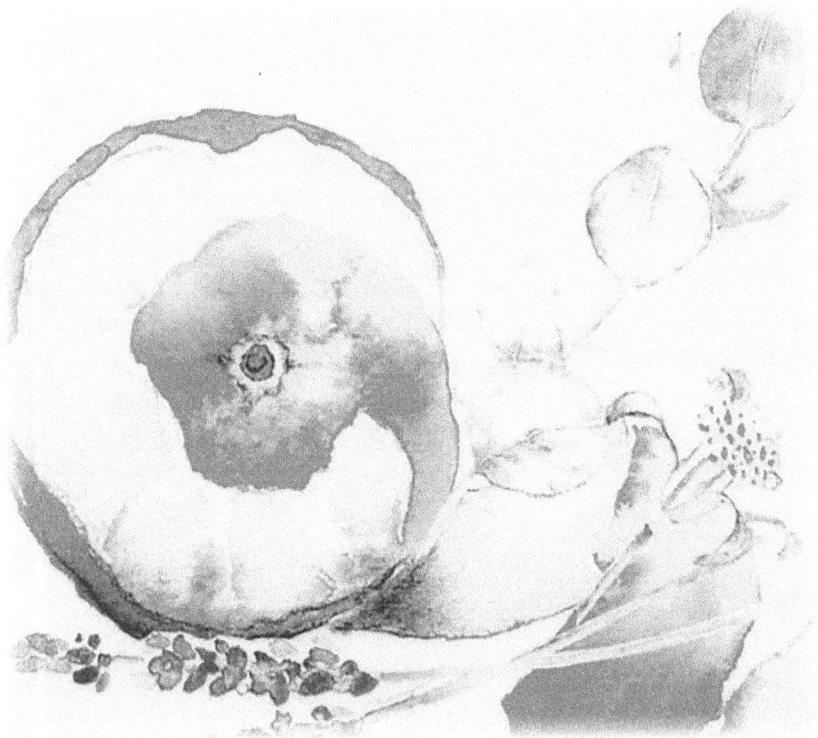

S E R G I O   P É R E Z

PAGE PUBLISHING, INC.
Nueva York, NY

Primera publicación original de Page Publishing, Inc. 2019

"Este libro *no* puede ser considerado un sustituto para el tratamiento de problemas médicos en los casos en los que resulta imprescindible la ayuda de un especialista. La información ofrecida no pretende establecer ningún diagnóstico o tratamiento y deben seguirse en todo momento las pautas de seguridad que se indican en cada capítulo."

ISBN 978-1-64334-284-9 (Versión Impresa)
ISBN 978-1-64334-286-3 (Versión electrónica)

Libro impreso en Los Estados Unidos de América

"La cura de una parte no debe ser iniciada sin el tratamiento del todo. Ningún intento debe hacerse por curar el cuerpo sin el alma. Si el cuerpo y la cabeza tienen que ser sanados, debe comenzarse por curar la mente. No deje que nadie le convenza para curar la cabeza hasta que primero le entregue el alma para que sea curada." (Platón, 427–347 A.C.)

ÍNDICE

INTRODUCCIÓN

La palabra aroma, era utilizada por los griegos para referirse a las especias, en la actualidad abarca un significado más amplio: Fragancia y terapia. Es sinónimo de tratamiento, de modo que *Aromaterapia* significa, literalmente, tratamiento curativo mediante el empleo de las fragancias.

Las investigaciones que a través de los años he realizado me llevaron a la conclusión y más que nada a conocer en realidad, de las maravillas de los aceites esenciales con los cuales podemos trabajar para nuestro bien.

Los aceites esenciales nos ayudan por medio de masajes, sahumerios, vaporizadores, aromatizadores, y velas; todo esto lo podemos manejar para la ayuda físico, mental y espiritual.

Los olores son percibidos por la zona del cerebro relacionada con las emociones, de modo que un aroma agradable facilitará de forma positiva el disfrute de la vida.

En este libro, enumero las tradicionales cualidades curativas atribuidas a los aceites esenciales y comento las propiedades que poseen, según se ha demostrado con mis últimas investigaciones.

La Aromaterapia
En La Historia

El origen real de la *Aromaterapia* nos remonta a la prehistoria, donde los primeros habitantes del planeta, al descubrir el fuego lo avivaron quemando madera y plantas, en esta forma se percataron que de ahí emanaban olores muy agradables, mismos que aprendieron a usar para halagar a los dioses en ceremonias y rituales.

Las plantas perfumadas han sido utilizadas a lo largo de la historia en la búsqueda de la felicidad y de la salud, ya sea por la medicina, la religión, la magia o la cosmética. En las civilizaciones primitivas, las maderas y los aceites perfumados se quemaban para comunicarse con los dioses o para exorcizar a los demonios, el incienso aún se utiliza en ceremonias religiosas y para trabajos de desplasme de energías negativas.

A través de la historia encontramos que todas las culturas han utilizado los aromas y han puesto un sello particular a su uso.

Los antiguos egipcios apreciaban de sobremanera el perfume, los hombres y mujeres de posición, utilizaban diariamente los aceites esenciales en el masaje para suavizar y proteger la piel de su clima riguroso y seco. Incluso se ha dicho que Cleopatra sedujo a Marco Antonio con el perfume, cubriendo el suelo con una inmensa cantidad de pétalos de rosas. Los egipcios también manejaban para embalsamamiento de sus muertos, plantas y aceites aromáticos, con lo cual nos muestran que tenían un sofisticado conocimiento de las propiedades antisépticas de estos elementos.

Los romanos, convencidos de sus propiedades para favorecer la salud, instalaron baños públicos, dichos baños eran seguidos de un buen masaje con perfume. Al igual que en la barbería utilizaban toallas calientes con aceites perfumados para aliviar rostro de sus clientes y las mujeres pudientes se refrescaban el cuerpo con agua de rosas.

Los romanos fueron los que extendieron el conocimiento sobre las propiedades curativas de las plantas.

Los aceites aromáticos han sido empleados en la herbolaria china durante miles de años, el gran herbario, que data aproximadamente del año 200 A.C., el cual recibe el nombre del legendario Shen Nong, contiene una relación de 365 plantas utilizadas con fines medicinales.

En Asia, los perfumes siempre han sido apreciados por sus propiedades medicinales y cosméticas. En el siglo IX, Bagdad, el actual Irak, era el centro de cultivo de las rosas, y prosperó gracias a la exportación de agua de rosas a la india. La India posee una larga tradición en el empleo de plantas aromáticas, y el sistema holístico de la medicina ayurveda, que considera la salud como un equilibrio entre la persona y el entorno, a menudo combina los aceites esenciales y las especias con el masaje.

Alrededor del siglo XII, gracias a la influencia de las cruzadas, se establecieron rutas comerciales con Oriente Medio, que dieron lugar a la llegada en grandes cantidades de especias, hierbas y aromas exóticos. En los monasterios se cultivaban jardines, los monjes y monjas elaboraban remedios populares, tales como el agua de las Carmelitas, la que trabajaban con base de toronjil. A partir de la edad media se complicaron numerosos herbarios que dividían las plantas y sus aplicaciones terapéuticas en categorías.

En el siglo XI, son los árabes quienes rescatan los conocimientos grecolatinos. Abu Ibn Sina conocido en occidente como Avicena, una de las mentes más sobresalientes de esa cultura, matemático, filósofo, astrólogo y médico, perfeccionó el arte de la destilación de los aceites esenciales de las plantas.

En la época medieval Hildegard Von Bingen, monja alemana, escribió su tratado sobre herbolaria, dando especial énfasis a las hierbas aromáticas como la lavanda. Durante los siglos XVI y XVII más de 100 aceites esenciales fueron utilizados para investigar fórmulas de medicina tradicional, con el advenimiento de la era industrial la acción terapéutica de los aromas y otras alternativas de salud son relegadas. En el siglo XVIII, los vinagres aromáticos y las aguas perfumadas alcanzaron gran popularidad, sobre todo el agua de colonia, favorita de Napoleón y considerada el elixir de la vida.

Es a principios del siglo XX, que renace este maravilloso mundo de salud y belleza, el químico francés, René M. Gottefosse es conocido como el padre de la *Aromaterapia,* ya que fue él quien utilizó por primera vez este término, su trabajo fue muy de cerca con los aceites esenciales y pudo constatar que contenían poderosas propiedades antisépticas, curativas y demostró que la piel puede absorber sustancias grasas, siempre y cuando su estructura molecular sea suficientemente pequeña, como es el caso de los aceites esenciales. En 1928 publicó su libro de *Aromaterapia,* que causó gran revuelo en el medio, ya que sostuvo en sus descubrimientos que a base de la inhalación de ciertos aromas era posible aliviar estados de ansiedad y depresión.

En los años sesenta, el doctor Jean Valner, uno de los médicos franceses que inició esta tarea, publicó sus descubrimientos sobre los aceites esenciales. La bioquímica Austriaca Marguerite Maury, es considerada pionera en la *Aromaterapia* holística, ella desarrolló un masaje especial aplicando aceites esenciales en las terminales nerviosas, e introdujo el concepto de prescripción individual, eligiendo los aceites esenciales para cada persona de acuerdo al problema o situación de cada una de ellas.

A través de las investigaciones con bases científicas se han comprobado los efectos terapéuticos de los aceites esenciales alrededor del mundo, su uso se ha convertido en una fuerte tendencia como opción alternativa de salud, belleza y bienestar, reforzando la capacidad innata del organismo para su curación, ya que al penetrar los aceites esenciales al cuerpo oxigenan las células, reforzando el sistema inmunológico, logrando el alivio a dolores, malestares físicos y emocionales.

La *Aromaterapia,* en la actualidad, se usa cada vez más en hospitales del mundo entero, como alternativa para sustituir sedantes químicos, para ayudar a dormir y calmar el malestar de los pacientes.

Los aceites esenciales son sustancias altamente concentradas y sus propiedades terapéuticas son derivadas de la planta aromática. Ejercen un fuerte efecto tanto sobre el cuerpo, como en el estado mental y del espíritu.

Los aceites actúan sobre el cuerpo mediante sus cualidades anti-infecciosas, anti-espasmódicas, analgésicas y otras, pero cabe destacar que tienen una gran influencia sobre nuestro estado mental a través del olfato. Existe una fuerte conexión, a través del área límbica del cerebro, entre el olfato y algunas de las más profundas funciones de "supervivencia" como el apetito, el sueño, etc. La conexión entre olfato y memoria es crucial en la *Aromaterapia.*

Su Elaboración

Los aceites esenciales, también nombrados esencias y los aceites volátiles o etéreos, se extraen de plantas aromáticas que se cultivan con fines comerciales en el mundo entero.

Turquía y Bulgaria son famosas por el aceite de rosas, la India por el de jazmín, el aceite de neroli se asocia a Australia y el de menta a Estados Unidos.

Sin embargo, la industria de los aceites esenciales está sujeta a los caprichos del clima, al igual que muchas otras industrias. La procedencia de aceites específicos ha cambiado infinidad de veces a lo largo de la historia.

LA COSECHA

La producción de aceites esenciales puede ser variable, pero como promedio, 70 kilos de materia vegetal producen alrededor de dos litros de aceites esenciales.

Ciertas plantas como el Ylang-Ylang, se recogen a primeras horas de la mañana, cuando su aroma es más intenso, el jazmín se cosecha por la noche cuando su perfume es más fuerte.

Algunas plantas como la rosa, se procesan en su lugar de origen para no perder ningún aceite volátil, mientas otras, como el enebro, puede exportarse para la destilación, ya que primero deben ser secadas en su totalidad.

EXTRACCIÓN

La destilación por vapor es el método de extracción más común. La planta se calienta mediante vapor en un alambique y las sustancias volátiles presentes en la planta desaparecen en el vapor. Dichos vapores son transportados por un tubo cerrado, se enfrían y se condensan al pasar por una camisa de agua fría. El agua resultante se recoge en un frasco y el aceite esencial flota en la superficie, de esta práctica también se deriva el agua de flores o también llamada agua florida.

La Extracción Soluble. La planta se coloca en un tambor con un disolvente de hidrocarburos para disolver el aceite esencial. La solución se filtra y se condensa mediante la destilación, dejando una combinación de cera y aceite esencial, o una sustancia llamada "resinoide", la cual contiene resina. Un segundo proceso de extracción soluble, que utiliza alcohol puro, obtiene la mayor parte del aceite, el alcohol se evapora y permanece una solución llamada "absoluta".

Proceso Fitónico. Ésta es una forma nueva, sumamente eficaz y económica de extracción soluble, que se emplea más en Gran Bretaña por el Doctor Pete Wilde. Se utilizan disolventes no agresivos con la naturaleza a temperatura ambiente, en un aparato sellado para extraer de las plantas el aceite esencial, denominado fitol.

Extracción Super-crítica. Ésta es mediante anhídrido carbónico, utiliza el gas de anhídrido carbónico a una elevada presión para disolver el aceite esencial de una amplia variedad de plantas. Ésta sustituye a la forma líquida de las sustancias químicas desarrolladas en los años setenta.

El equipo necesario es importante y sumamente costoso, pero en todo el mundo existen diversas plantas de procesamiento que producen aceites de excelente calidad.

La Prensa. Es un proceso que se emplea para extraer el aceite esencial de los cítricos. La cáscara de la fruta se tritura para liberal el aceite esencial que se encuentra justo debajo de la superficie.

La Enfloración. Hoy en día es casi obsoleta, consistía en prensar las flores en platos de cristal cubiertas de grasa. Las flores se reemplazaban diariamente, hasta que la grasa quedaba saturada con el aceite esencial, que entonces se extraía con alcohol.

En la actualidad, la cosecha en los campos de lavanda suele realizarse con máquinas de avance lento. Éstas comienzan a recoger las flores a primeras horas de la mañana y continúan a lo largo del día. Se necesitan aproximadamente 200 kg. de flores de lavada para producir alrededor de seis litros de aceite esencial mediante el proceso de destilación por vapor.

MEZCLAS Y ACEITES VEHICULARES

Los aceites vehiculares, son utilizados para diluir los aceites esenciales destinados al masaje aroma terapéutico y para los preparados de belleza.

Son hidratantes muy eficaces y proporcionan muchos de los nutrientes que la piel necesita para mantenerse tersa y flexible.

ACEITES VEHICULARES PARA TODO USO

Estos aceites viscosos pueden utilizarse solos, o enriquecidos con otros especiales, para diluirlos y usarlos en masajes aroma terapéuticos, en cosmética o en baños perfumados.

Aceite de hueso de albaricoque/damasco. Es rico en minerales y vitaminas. Hidratante natural, posee una textura ligera y una gran capacidad de penetración.

Aceite de girasol. Es un aceite delicado y fino, que en lo particular utilizo mucho en la mayoría de las mezclas para el masaje corporal. Contiene vitamina E.

Aceite de soja. Extraído de la planta del mismo nombre, es ligero, nutritivo y se absorbe fácilmente. Es excelente su utilización cuando la piel del paciente es grasa.

Aceite de almendras dulces. Es extraído de las almendras y posee propiedades calmantes y suavizantes. Utiliza siempre la variedad dulce y no la amarga, este aceite ha sido muy popular a través de la historia y resulta excelente para los bebés.

El aceite de semillas de uva. El cual es extraído de la semilla de la uva moscatel por medio del calor, también es muy adecuada su utilización para la gente con piel grasa.

ACEITES VEHICULARES ESPECIALES

Estos aceites especiales pueden añadirse a otros para mejorar su penetración en la piel, ejercer una acción más duradera de la mezcla de aceites o nutrir la piel seca y deshidratada.

Aceite de zanahoria. Este aceite es rico sobre todo en vitamina A. Añade sólo el 10% a otros aceites vehiculares, porque de lo contrario su brillante color anaranjado te puede manchar transitoriamente la piel.

El aceite de sésamo. Es extraído de la semilla verde del sésamo, contiene el 85% de ácidos grasos no saturados y el 15% de ácidos grasos saturados. Se puede añadir a otros aceites para su enriquecimiento. No se debe utilizar el aceite moreno, sumamente perfumado y extraído de la semilla cocida.

Aceite de aguacate/palta. Este es rico en vitamina A y B, en lecitina, proteínas y ácidos grasos. Excelente suavizante para la piel, se absorbe con facilidad.

Aceite de jojoba. Esta es una cera líquida natural que se obtiene del hueso de una planta desértica, la cual tiene una composición química similar al sebo de la piel.

Su estructura cerosa y sus propiedades antibacterianas le proporcionan una larga duración, se absorbe fácilmente por la piel, tiene un efecto suavizante y no graso, éste es especialmente para el rostro, funciona excelentemente en la elaboración de cremas.

Aceite de germen de trigo. Es rico y viscoso, pero resulta bastante difícil disimular su fuerte olor. Nos ayuda, con su combinación, a prolongar la vida de una mezcla, evitando que se ponga rancia, sólo añade del 10 al 20% de aceite de germen de trigo a otro aceite vehicular.

La elección de aceites esenciales se prepara combinando unas cuantas gotas de aceite esencial con uno de los aceites vehiculares mencionados, a cada persona le gustan diferentes perfumes y es fundamental que el aroma de la mezcla resulte atractivo para aquel que vaya a recibir un masaje, pero primero se tendrá que decidir qué efecto espera conseguir, por ejemplo: quieres un aroma para calmar o para reanimar, para dar energía o para sedar, te interesa usar los aceites por sus propiedades terapéuticas o simplemente como reconfortante.

Para ello los aromaterapeutas se refieren a estas diluciones en porcentajes, basándose en la cantidad de aceite esencial que hay en el aceite vehicular. Para calcular cuántas gotas de aceite esencial se necesita para hacer una dilución normal del 2 ½ % divide por dos la cantidad de mililitros de aceite vehicular y para una dilución débil del 1% se divide por cuatro.

PREPARACIÓN DE UNA MEZCLA DE ACEITE

Elige un aceite vehicular (o una mezcla de aceites vehiculares) basándote en tu tipo de pile y decide que cantidad vas a necesitar. Coloca el aceite en un frasco oscuro, un poco más grande que la cantidad a preparar, elige dos a tres aceites esenciales, basándote en el efecto que deseas conseguir y calcula el número necesario de gotas. Añádelo al aceite vehicular. Cierra el frasco, rotúlala con claridad y agítalo antes de usar.

Muestra de mezla al 2 ½ %.
Aceite esencial
5 gotas de sándalo
3 gotas de lavanda
2 gotas de naranja
Aceite vehicular
20 ml. de hueso de albaricoque.
Total: 10 gotas de aceite esencial por 20 ml de aceite Vehicular.

Muestra de mezcla al 1%
Aceite esencial
3 gotas de romero
1 gota de hierba limonera

1 gota de enebro
Aceite vehicular
20 ml. De aceite de girasol

Muestra de mezcla sumamente débil para piel sensible o de bebé
Utiliza sólo 1 gota de aceite esencial por 10 ml. de aceite vehicular o utiliza sólo aceite de almendras dulces.

ALMACENAMIENTO, PRECAUCIONES Y ADVERTENCIAS

Los aceites esenciales son muy volátiles y se evaporan con facilidad, dado que el calor, el aire y la luz los afectan, deberán guardarse en frascos de cristal oscuro a una temperatura ambiente de unos 18° C. Puedes guardarlos en la parte inferior del refrigerador para prolongar su vida. No te preocupes si se solidifican, porque al ponerlos en temperatura ambiente se recupera su estado líquido. Los aceites cítricos deberán utilizarse antes de transcurrido un año.

Una vez que los aceites esenciales han quedado diluidos en un aceite vehicular, su duración se reduce a unos pocos meses.

PAUTAS DE ALMACENAMIENTO

Almacena los aceites en frascos de cristal oscuro, en un sitio sin luz y fresco, con las tapas perfectamente cerradas para evitar la evaporación.

Rotula los frascos con el nombre de los aceites, la dilución y la fecha.

Mantenlos fuera del alcance de los niños.

Los aceites esenciales son inflamables, de modo que debes mantenerlos alejados de la llama directa.

No los almacenes sobre superficies pulidas ya que los aceites pueden dejar marcas, si se derraman limpia inmediatamente.

PRUEBA DE ALERGIA

Coloca una gota de aceite esencial diluido al 2 ½ % en el interior de la muñeca, o en el pliegue del codo Cubre con una bandita y examina cuando hayan pasado doce horas. Si hay alguna marca roja o te produce picor, no deberás utilizar ese aceite. En caso de tener alguna reacción adversa a un aceite, aplica aceite de almendras en la zona y luego lávala con agua fría.

ADVERTENCIAS

Mantén los aceites esenciales fuera del alcance de los niños.

Nunca ingieras aceites esenciales a menos que te lo prescriba un aroma terapeuta calificado.

No apliques aceites puros sobre la piel. La única excepción es la aplicación local de una gota de aceita de lavanda o de neroli con algodón sobre picaduras, granos o cortes.

No te toque los ojos después de manipular aceites esenciales, en caso de que el aceite tuviera contacto con tus ojos, enjuágalos de inmediato con agua fresca.

Durante el embarazo consulta a un médico y a un aroma terapeuta calificado por que es de suma importancia evitar algunos aceites y es mejor que utilices diluciones débiles (1% o menos) de aceite suave como manzanilla, cítricos, incienso, geranio, lavanda, sándalo, o rosa.

Si padeces de epilepsia, consulta a un médico antes de utilizar aceites esenciales, comprueba las advertencias de cada aceite antes de aplicarlo ya que algunos son estimulantes.

En el caso de los niños pequeños utiliza aceites suaves, sumamente débiles como al 1% o menos y consulta a un aroma terapeuta calificado.

Para pieles sensibles aplica los aceites bien diluidos.

Los aceites cítricos aumentan la sensibilidad al sol, de modo que después de utilizarlos debes evitar durante seis horas la exposición al sol o las camas solares.

Si tomas medicina homeopática, consulta a un homeópata antes de utilizar aceites esenciales puesto que pueden reducir la eficacia de aquellas.

Evita el uso prolongado de un mismo aceite esencial.

Relación De Aceites Esenciales

A continuación, presento una pequeña relación de algunos aceites esenciales, según los nombres botánicos de las plantas de las que extraen los aceites, así como sus propiedades terapéuticas a utilizarse en las emociones y mente, dolores y molestias, problemas respiratorios, de piel y belleza, así como posibles combinaciones de aceites que se pueden realizar en casa.

ACEITE ESENCIAL DE MANZANILLA

Hay varios tipos de aceite. La manzanilla alemana es azul oscura. El esencial que se ha envasado, se ha extraído de manzanilla silvestre, es de color dorado y consistencia espesa.

Cuenta con cualidades antibacterianas, antisépticas y desinfectantes, pero se le conoce y valora más por sus cualidades anti-inflamatorias, nos ayuda a aliviar inflamaciones internas como externas.

Esta esencia posee numerosas propiedades curativas, es analgésica, diurética, lo que hace que sea una esencia muy valiosa y de bajo nivel de toxicidad, por lo que es muy adecuado su uso en tratamientos para niños y bebés.

Efectos benéficos para la mente y el espíritu.
Es calmante y relajante, alivia la ansiedad, estrés, depresión, histeria, irritabilidad nerviosa, anorexia nerviosa, fiebre alta y

neuralgia. Muy útil en el tratamiento de dolores de cabeza e insomnio y tics nerviosos como mover el pie.

Calma las rabietas de los niños y los dolores de la dentición, se usa en métodos de aromatización de ambientes, baños, masajes y especialmente en la relajación.

Piel, cabello y cosmetología.

Calmante y antiséptico. Benéfico para pieles sensibles y secas, muy usada en tratamientos de acné, eczema, psoriasis, dermatitis del pañal, quemaduras, quemaduras del sol y heridas leves. Es magnífica para tratamientos reductivos en los que se requiere un efecto diurético, desinflamatorio y de rejuvenecimiento cutáneo. Úsala en emplastos de lodo volcánico, mascarillas, masaje facial y corporal compresas e inhalación por vaporización.

Aparato digestivo.

Antiespasmódico y anti-flamatorio. Útil en el tratamiento de diarrea, estreñimiento, indigestión, flatulencia y cólicos, restaura el apetito. Aplícala en compresas, baños, aromatización y masaje.

Aparato muscular esquelético.

Calmante y analgésico suave. Mitiga los dolores musculares y los producidos por el ejercicio físico y el reumatismo. Úsalo en compresas, baños y masaje.

Se combina bien con: rosas, lavanda, cendro y geranio.

ACEITE ESENCIAL DE GERANIO

Esta esencia trabaja profundamente en la esfera emocional, es muy eficiente y sobre todo ayuda cuando las condiciones clínicas son graves como el cáncer, si el aroma es del agrado del paciente. Es antiséptico del organismo y tiene efectos edificantes para la mente, su aroma es similar al de la rosa.

Tiene efectos benéficos para la mente y el espíritu. Es euforizante, útil para combatir el estrés y la ansiedad, contiene efectos calmantes que equilibran y alivian la depresión, la tensión nerviosa y el miedo, el geranio estimula la sensualidad por tener un efecto de balance hormonal. Úsalo en sahumerio, lámpara para aromatizar ambiente, en baños, compresas y en masajes de relajación.

En el hogar.
Repele insectos cuando se usa en aromatizantes de ambiente.

Piel, cabello y cosmetología
Se usa como antiséptico o astringente y acelera la cicatrización de heridas superficiales, limpia, tonifica y rejuvenece la piel, reduce las estrías y normaliza la secreción de grasa. Eficaz en el tratamiento del acné, piojos, caspa, herpes simple, mitiga las erupciones del sarampión en los niños. Úsalo en emplastes, mascarillas, masaje facial y corporal.

Sistema digestivo
Tónico y codificador, eficaz contra la diarrea, la gastroenteritis y las úlceras bucales.
Se usa en compresas, baños, sahumerios, aromatización de ambiente y masaje.

Sistema circulatorio.
Es antiséptico y estimulante. Es útil en la eliminación de productos de desecho y ayuda en el tratamiento de la retención de líquidos y la celulitis. Se usa en baños y masajes.

Aparato respiratorio.
Ayuda a combatir los resfriados y la gripa, es purificador y calmante, alivia las infecciones de boca y garganta en enjuagues bucales.
Combina bien con: sándalo, manzanilla, mirra, incienso y espliego.

ACEITE ESENCIAL DE MANDARINA

Este aceite esencial tiene una fragancia dulce, enérgica, brillante, fresca y juvenil.

Lamentablemente esta esencia es una de las más imitadas, el verdadero aceite esencial ayuda a levantar el ánimo, da inspiración, fuerza y fortaleza.

La duración de la fuerza aromática de los cítricos es menor que la de los otros aceites esenciales, para conservar por más tiempo el aroma de este aceite esencial mantenlo en refrigeración.

Mente y espíritu.

La mandarina nos ayuda a aliviar la tensión, la tristeza, los temores, la irritabilidad y el insomnio. Úsalo en métodos de aromatización de ambientes, con su sahumerio, masaje y baños.

Para baños relajantes.

Mezcla 5 gotas de este aceite, 5 gotas de bergamota y 5 de sándalo, agrega al agua de la tina o al agua para baños de pies.

Sistema digestivo.

Es importante auxiliar en problemas estomacales, del hígado y de la vesícula biliar, ya que estimula la digestión, puede combinarse con el romero, si padeces de estrés también le puedes agregar manzanilla. Aplícala en compresas, baños, aromatización y masajes.

Para los deportistas.

Agregado a un aceite vehicular para masaje, la mandarina es un excelente relajante, alivia los calambres y espasmos musculares.

Combina bien con: naranja, limón, toronja, lima, bergamota, manzanilla, sándalo, menta, romero y rosas.

ACEITE ESENCIAL DE CANELA

El aroma dulce y especiado de la canela, fortalece el corazón y el sistema nervioso, suaviza los efectos del catarro como el dolor articular y el malestar general.

Agregado al linimento o aceite de baño, la canela puede ayudar a calentar a la gente grande que tiende a estremecerse y temblar durante el invierno, a los que se sienten físicamente débiles y que están pasando por un proceso de recuperación de enfermedad. Como se menciona enseguida, tiene efectos psicológicos.

Mente y espíritu.

Cuando existe sentimiento de soledad, aislamiento, tensión, miedo y frío interno, la canela le da fuerza al corazón y suaviza estos sentimientos. Úsalo en tu sahumerio, en una lámpara, para aromatizar el ambiente, en baño, compresas y en masaje de relajación.

Sistema digestivo.

Por sus propiedades antisépticas (desinfectantes) y astringentes se usa cuando hay diarrea, flatulencia (gases) y cólicos estomacales o intestinales. Se usa en compresas, baños, baños de asiento, aromatización de ambiente, sahumerios y masajes.

Aparato músculo esquelético.

Ayuda a calentar y estimular el sistema circulatorio y puede ser usado para la relajación de músculos tensos. Úsalo en compresas, baños y masajes.

Aparato respiratorio.

Es uno de los aceites importantes para aliviar las dificultades respiratorias y la bronquitis, se usa en sahumerios, aromatización de ambientes e inhalación por vaporización. Se combina bien con: ylang-ylang, sándalo, lima, jazmín.

ACEITE ESENCIAL DE NARANJA, NEROLI Y PETITGRAIN

Es natural de Asia, en el caso del amargo o de Sevilla, se cree que el naranjo se introdujo en Europa por las rutas comerciales árabes alrededor del año 1200. El árbol se extendió en España bajo el dominio árabe, pero dado que las naranjas eran escasas y costosas, en la medicina herbal europea no se utilizaron mucho hasta finales del siglo XVII.

En el siglo XVIII su uso empezó a emplearse para una gran variedad de afecciones, desde la melancolía hasta los problemas cardiacos y los cólicos. El árbol produce tres aceites cítricos: naranja, neroli y petitgrain. Ahora todo se utiliza para calmar los nervios y combatir el insomnio.

NARANJA

Propiedades terapéuticas.

Este aceite se utilizó en Europa como un tónico suave para tratar los nervios, la bronquitis y los problemas digestivos, tal como aún se hace en la medicina tradicional china.

Emociones y mente.

La naranja está considerada un tónico general. El perfume familiar y revitalizante puede calmar la ansiedad y es popular entre los niños.

Problemas digestivos.

Su acción antiespasmódica ayuda a reducir el cólico y la acedía. Para tratar el estreñimiento y la indigestión. Se usa dando masaje en el área del abdomen con el aceite diluido.

Se combina bien con: olíbano, ciprés, enebro.

NEROLI

Propiedades terapéuticas.

El neroli, uno de los perfumes más exquisitos, es apreciado por su naturaleza suave y sedante, se dice que recibe el nombre de la esposa del príncipe italiano de Nerola, que lo utilizaba con frecuencia.

Emociones y mente.

Sumamente benéfico en el tratamiento de los ataques de pánico y el insomnio.

Problemas digestivos.

Es utilizado en los trastornos relacionados con la tensión, como el síndrome de la irritación intestinal, dando masaje en el abdomen con el aceite diluido.

Se combina bien con: benjuí, olíbano y lavanda.

PETITGRAIN

Actúa como el de neroli y es buenísimo para calmar los nervios y contra la tensión o el insomnio. Ambos se usan en el agua de colonia, posee un aroma.

Propiedades terapéuticas.

Es menos intenso que el neroli y es muy utilizado para la preparación de aceites para masajes.

Emociones y mente.

El petitgrain lo utiliza mucho por la gran capacidad que tiene para aliviar tensiones. Es agradable en el baño, para combatir la fatiga y la ansiedad.

Combinaciones: El aceite de geranio complementa el aroma del petitgrain, mientras el aceite de romero añade actitud y el amaro acentúa sus efectos sedantes.

ACEITE ESENCIAL DE ROMERO

El aceite esencial de romero es famoso por sus cualidades antisépticas, tonificadoras y estimulantes del sistema nervioso.

También es un analgésico que regula y equilibra suavemente las funciones de los sistemas corporales y mentales. Despide un aroma ligeramente alcanforado, cálido y penetrante.

Mente y espíritu.

Es estimulante y astringente, activa y alerta la memoria, despeja la mente, ayuda aliviar los dolores de cabeza, migraña y fatiga en general, se usa en sahumerios, atomizadores, masajes, vaporizaciones y aplicaciones locales.

Aparato respiratorio.

Es antiespasmódico y antiséptico. Útil en tratamientos de la tos, resfriado y gripe. Su uso es en compresas, baños, sahumerios, aromatización de ambiente, vaporización, masajes.

Cosmetología.

Es limpiador y estimulante, ayuda a prevenir la caspa y la pérdida del cabello. Úsalo en compresas de lodo volcánico, en compresas, vaporización, masaje, pon unas gotas a tu shampoo o en una taza de agua como enjuague final.

Sistema digestivo.

Es antiséptico y eficaz en la eliminación de gases. Útil en el tratamiento de estreñimiento, indigestión, flatulencia, colitis, gastroenteritis y dolores estomacales; a su vez, estimula el hígado. Se aplica en masajes, compresas, baños de asiento.

Sistema circulatorio.

Ayuda a elevar la presión sanguínea, mejora la circulación y reduce la congestión linfática, la celulitis y las venas varicosas. Se usa en baños, cataplasmas de lodo volcánico y masaje.

Músculo esquelético.

Es un calmante y analgésico suave, mitiga los dolores y molestias de torceduras y artritis. Se usa en compresas, aplicación local (diluido en aceite base) y masajes.

Combina bien: menta, bergamota, pino, limón, y cedro.

Precauciones: No se use durante el embarazo, si padece hipertensión arterial o en caso de epilepsia. Evita el contacto con los muebles.

ACEITE ESENCIAL DE LAVANDA

Este aceite, probablemente, es el más versátil ya que a través de la historia se ha demostrado que es el más utilizado. Este aceite esencial contiene una gran cantidad de cualidades benéficas, además su utilización es una verdadera delicia. Cada hogar debería de tener variedad de aceites, pero si no al menos una botella de este aceite, por sus múltiples aplicaciones. Es muy efectivo en el tratamiento de quemaduras y raspones, es un antibiótico, antiséptico, antidepresivo, sedante y desintoxicante natural. Promueve la salud al estimular el sistema inmunológico y contribuye acelerando el proceso de regeneración celular, por lo que es excelente auxiliar en la recuperación de enfermedades y operaciones.

La lavanda ayuda aliviando el shock clínico, los desmayos y shock psicológico por agresión, accidente o daños y es capaz de mantener alejados a los insectos voladores y rastreros. Además, tiene muchas cualidades más que la hacen indispensable para tenerla dentro del botiquín de su hogar.

Mente y espíritu.

Es refrescante, estimulante, fortalecedor, calmante y equilibrante, por lo que es útil en casos de nerviosismo, neurastenia, estrés, insomnio, irritabilidad, coraje, depresión y mal carácter.

Forma de uso: sahumerio, atomizadores, baños, masajes, vaporización, aplicaciones locales poniendo una gota en su almohada al acostarse.

Cosmetología.

Es limpiadora, antiséptica, reduce el dolor, desodoriza y desintoxica la piel, por lo que se recomienda en casos de quemaduras y heridas leves (en estos casos se refresca la quemadura con un hielo y se aplica directa). Magnífico auxiliar en el tratamiento de los eczemas y psoriasis, dermatitis, abscesos, úlceras, ámpulas o ampollas, herpes, pie de atleta, caída de cabello, tratamientos de acné y retención de líquidos.

Forma de uso: emplastos de lodo volcánico, compresas, inhalación por vaporización, aromatización y masajes.

Sistema digestivo.

Estimula la formación de jugos gástricos, ayudando a sanar el vaso y desórdenes de la vesícula biliar.

Es un excelente auxiliar para las úlceras anales.

Forma de uso: compresas, baño de asiento, aromatización de ambiente y masaje.

Sistema circulatorio.

Reduce la presión arterial, es diurética y fortalece las funciones cardiacas.

Forma de uso: cataplasmas de lodo volcánico, baño de tina y masajes.

Aparato respiratorio.

Es un magnifico calmante y analgésico suave; alivia los dolores de cabeza, catarro, bronquitis y asma.

Formas de uso: en compresas, aplicación local, dando masaje en el pecho para aliviar la congestión. No olvides utilizarlo combinándolo con un aceite base, inhalación por vaporización y en aromatización de ambientes.

Combina bien: naranja, bergamota, limón, geranio, salvia pino y rosas.

ACEITE ESENCIAL DE EUCALIPTO

El eucalipto es el remedio clásico para los problemas respiratorios y forma parte de muchos productos comerciales para los constipados y la congestión de los senos paranasales. También sirve para tratar las afecciones del pecho, del esqueleto y la musculatura, y para purificar el aire. Destilado comercialmente a partir de la década 1850–1860.

Propiedades terapéuticas.

Tradicionalmente, los pueblos aborígenes australianos atan las hojas del árbol del eucalipto a las heridas para acelerar la curación. Las investigaciones recientes han confirmado las propiedades analgésicas y anti-inflamatorias del aceite y su capacidad para reducir la inflamación y acelerar la curación.

Aparato respiratorio.

El principal componente del aceite esencial de eucalipto es el cineol, el cual es el responsable de sus poderosos efectos antisépticos, antivíricos y expectorantes.

Formas de uso.—inhalaciones de vapor o coloca dos gotas en un pañuelo e inhalo o masajea el pecho con el aceite diluido en un aceite base.

Alergias e infecciones.

Posee propiedades antibacterianas, es un buen agente antivírico y estimula el sistema inmunológico. Cuando se utiliza en un vaporizador, el aceite esencial reduce los microbios que se encuentran en el aire.

Combina bien con: mejorana, enebro, lavanda.

ACEITE ESENCIAL DE BERGAMOTA

La bergamota ha sido utilizada en la medicina popular italiana, ésta toma su nombre de una población italiana en la que se empleaba tradicionalmente para reducir la fiebre.

Reggio Di Calabria es el único pueblo en el mundo rodeado de árboles de bergamota. La genta ha intentado cultivarlo en otras partes del mundo con poco éxito. La bergamota es un híbrido entre naranja agria y limón, cuyo fruto es incomible.

El aceite de bergamota posee un efecto revitalizante que ayuda a aliviar la depresión y su aroma fresco y cítrico es gustado por todo el mundo.

En las investigaciones llevadas a cabo en los años 60 y 70 por el médico italiano Paolo Rosvesti, junto con varios psiquiatras clínicos, confirmaron que los aceites esenciales son benéficos para aliviar la depresión, ansiedad e histeria y describe a este investigación los efectos psicológicos que tiene la bergamota, produce el balance del hipotálamo, ajustándose a la persona y las circunstancias; tiene una gran influencia relajante y calmante, también puede ser estimulante y tónica, lo que la hace uno de los aceites esenciales más versátiles.

El aceite es altamente apreciado por la industria perfumera europea y es un ingrediente importantísimo en las aguas de colonia más finas de mundo.

Este aceite es útil para balancear o enmascarar el aroma de aceites esenciales que son benéficos en un tratamiento, pero que algunas personas encuentran fuertes o desagradables, como el tomillo o el pino. Con su delicioso perfume, la bergamota resulta popular para refrescar el aire y sus propiedades antisépticas y antivíricas protegen contra las bacterias que se encuentran en él.

Mente y espíritu.

Además de todo lo descrito arriba, este aceite hace que los pacientes se recuperen de la fatiga a consecuencia de enfermedades físicas y mentales o del estrés constante, ayuda a recuperar la fuerza y a calmar a la gente que es ansiosa y nerviosa, les ayuda a sentir confianza en sí mismos y refresca el espíritu. Al igual que la mayoría de los aceites cítricos, la bergamota ayuda a mejorar el humor y aliviar la depresión, reduce la fiebre en forma efectiva mezclado con limón aplicado en las piernas con compresas de agua. Es una excelente elección cuando se desea una mezcla afrodisíaca o para preparar a alguien a hablar en público, al presentar un examen o para una entrevista importante.

Aparato respiratorio.

Este aceite es muy usado en Italia para la curación, por sus fuertes propiedades antisépticas tiene un amplio rango de uso y aplicaciones. Es efectivo en el tratamiento de estafilococos y gonococos.

Auxiliar en los tratamientos de enfermedades de vías respiratorias, especialmente el dolor de garganta.

Cosmetología.

Sus propiedades antisépticas hacen que la bergamota resulte útil en el tratamiento de acné, aliviando también la tensión que padecen quienes tiene problemas en la piel.

Es recomendado para desinfectar las heridas, los abscesos y los forúnculos.

Formas de uso.—Aromatización de ambiente, vaporización, sahumerios, baños, compresas y masajes.

Combina bien con: enebro para reforzar su empleo como purificador del ambiente, la manzanilla aumenta su efecto calmante y el aceite de neroli añade profundidad al refrescante perfume cítrico.

Precauciones.

El bergapteno, uno de los componentes del aceite, puede producir fotosensibilidad, por lo tanto, para poder exponerse al sol o a una cama solar debes dejar pasar mínimo seis horas después de su aplicación (preferentemente lavando antes la zona o el cuerpo donde fue aplicado el aceite), también se te recomienda utilizar el aceite esencial, el cual se comercializa sin que contenga bergapteno para mayor comodidad. Este aceite puede producirle irritación en la piel, de modo que debes utilizarlo en diluciones débiles, del 1% o menos.

ACEITE ESENCIAL DE JAZMIN

Exquisitamente perfumado, el jazmín tiene fama de ser afrodisíaco. En el siglo XVI el gran duque de Toscana consiguió una planta de la India, decidido a conservarla solo para él, le prohibió a su jardinero que repartiera esquejes.

Sin embargo, su jardinero le regaló a su amada un ramillete en el cual se encontraba el jazmín.

Deleitada por su aroma ella lo plantó, vendió esquejes y ahorró dinero suficiente para casarse con el modesto jardinero.

El jazmín es muy apreciado por sus propiedades medicinales y su perfume. En China, las flores se han utilizado para tratar la disentería y la hepatitis. El jazmín se recomienda para limpiar la sangre.

En la india se ofrecen guirnaldas hechas con jazmín para honrar a los invitados y en algunas zonas se aplican masajes diarios a las novias, diez días antes de la boda, con Ubtan, una mezcla de hierbas, especias, jazmín y aceite de almendras dulces que deja la piel limpia, tersa y perfumada con el embriagador aroma de esta planta.

Propiedades terapéuticas.

Revitalizante y estimulante. El maravilloso aroma actúa como antidepresivo. Utilízalo para tratar los estados de letargo.

Problemas ginecológicos.

En la India las flores se aplican tradicionalmente a los pechos para suprimir el exceso de secreción de leche después del parto. Para aliviar los dolores menstruales masajee la zona lumbar y el abdomen con el aceite diluido.

Cosmetología.

El aceite de jazmín se usa con frecuencia en las preparaciones para el cuidado de la piel por su perfume delicioso y su efecto vigorizante.

Combina bien con: el amaro acentúa aspecto sensual del aceite, con sándalo y los aceites cítricos, ya que refrescan su aroma.

Precauciones.

Deberás de evitar el contacto con este aceite durante el embarazo y en los bebés. Puede provocar dolor de cabeza.

ACEITE ESENCIAL DE SÁNDALO

El sándalo se usaba en las ceremonias religiosas y clave en la medicina india ayurveda. Es uno de mis aceites favoritos; a casi todo el mundo le agrada su perfume, para serenar y reconfortar a mis clientes, además es magnífico en el manejo de energía y se utiliza mucho para la protección de ésta.

Propiedades terapéuticas.

El sándalo se utiliza para calmar y refrescar el cuerpo, reducir la inflamación, la infección, la fiebre y para aliviar la insolación. Yo lo conocí, por primera vez, mientras realizaba un viaje por Oriente, recorriendo lugares exóticos como Tailandia, la India, Nepal, etc. Donde era quemada la madera de sándalo para diferentes rituales y ceremonias religiosas. El sándalo es cultivado en un 70% del suministro mundial en el sur de la India.

Este aceite ayuda en la inflamación y calma la piel sensible, seca y deshidratada. El último día del año las mujeres birmanas solían esparcir una mezcla de aceites de sándalo y agua de rosas entre los presentes para lavar los pecados del año y purificar el cuerpo y el espíritu.

Mente y espíritu.

Calmante para la mente y las emociones; sedante, aumenta la sensación de paz que tienen lugar durante la meditación, es utilizado generalmente para tratar la ansiedad y la depresión.

Forma de uso: utilízalo en mezclas para masaje o quema el aceite en un sahumerio, vaporizador, baño de tina, o atomizador.

Aparato respiratorio.

El aceite de sándalo se utiliza para tratar la laringitis, los dolores de garganta, la bronquitis y la tensión del pecho.

Forma de uso: coloca un par de gotas de aceite en un pañuelo e inhálalo o bien masajee la zona con el aceite diluido.

Cosmetología

Suavizante, anti-inflamatorio. El aceite es beneficioso para el acné, los eczemas y la piel seca y agrietada. El sándalo es muy utilizado en los productos de belleza por su fragancia fuerte y duradera.

Problemas urinarios.

Antiséptico suave y diurético. Útil para tratar la cistitis.

Forma de uso—aplica el aceite de sándalo en compresas calientes, diluido en el agua para baño de asiento, en una mezcla para masajear la zona lumbar.

Infecciones

En un estudio realizado en Francia en 1993 se descubrió que el sándalo, el cual es el principal componente de este aceite, era eficaz contra la gonorrea.

Combina bien con: jazmín, olíbano para aumentar su exótico aroma y con rosas para ayudar a crear un perfume armonioso.

ACEITE ESENCIAL DE MENTA

La menta, refrescante y vigorizante, es un excelente estimulante mental y como digestivo resulta insuperable.

También ayuda a aliviar los dolores de estómago.

En alguna ocasión en mi experiencia laboral, utilicé una mezcla de aceite diluido muy débil para masajear a un bebé que sufría de cólico y los resultados fueron inmediatos: el bebé dejó llorar y se quedó dormido sólo minutos después de iniciar el masaje.

Propiedades terapéuticas.

Las investigaciones llevadas a cabo en Estados Unidos y Japón han demostrado que la menta mejora el estado de atención y estimula el cerebro sin afectar el ritmo cardiaco.

Esto sustenta la idea del Plinio, el viejo, de que una corona de menta puede ayudar a la concentración. La menta relaja los músculos del estómago y ha sido empleada por mucho tiempo como digestivo.

La menta mayormente es cultivada en Europa y los Estados Unidos.

Aparato respiratorio.
Poderoso descongestionante, bueno para los resfriados y la gripe.
Forma de uso.—Masajeas las sienes con el aceite diluido o utilízalo en inhalaciones de vapor para despejar los conductos nasales.

Mente y espíritu.
Mejora el estado de atención y ayuda contra los dolores de cabeza y migrañas.
Formas de uso.—masajea las sienes con el aceite diluido o añádelo para hacerte un baño de tina.

Sistema digestivo.
Calmante, antiespasmódico, utilizado también para tratar la flatulencia, la indigestión y los cólicos.
Forma de uso. Masajea el abdomen con diluciones débiles de aceite.
Combina bien con: eucalipto, romero y mejorana. El aceite de menta combina perfectamente con eucalipto y el romero, los cuales refuerzan los efectos sobre los resfriados y la gripe y con el aceite de mejorana que es penetrante y ayuda a entrar en calor.

Precauciones.
El uso prolongado de este aceite puede alterar el sueño.

ACEITE ESENCIAL DE ROSAS

Desde la antigüedad, las virtudes curativas del aceite de rosas han sido famosas, pero su exquisito perfume aún no puede conseguirse sintéticamente. Posee alrededor de trescientos componentes y no todos son conocidos.

Propiedades terapéuticas.

Durante mucho tiempo las rosas han sido asociadas con la diosa Venus, siendo el más encantador y romántico de todos los aromas. Inconfundible aroma de exquisita belleza, fina, dulce y suave, tonifica la piel, alivia los estados de melancolía y es considerada como el símbolo del amor.

Mente y espíritu.

Antidepresivo. Un estudio realizado en Bulgaria en 1969 dio a conocer que el aceite de rosas mejora el estado de alerta y proporciona un sueño más reparador.

Sistema digestivo.

En Bulgaria se utiliza como tónico para el hígado; en China, como una cura para el hígado perezoso. Ayuda a aliviar las resacas.

Forma de uso—Masaje facial concentrándote en la frente y las sienes, masajea en el cuero cabelludo utilizando profundas y firmes presiones circulares, como si aplicaras shampoo, masajes en la base del cráneo para aliviar la tensión.

Cosmetología.

Antihistamínico, antiséptico, alivia la tensión y la inflamación de ojos.

Forma de uso: una compresa de agua de rosas alivia los dolores de cabeza. Utilízalo en el masaje facial y en los productos para la piel, para calmar y revitalizar.

Combina bien con: Lavanda, manzanilla y sándalo, el maravilloso y penetrante perfume de la rosa combina perfectamente con lavanda y manzanilla, que realzan su frescura. El sándalo lo vuelve más profundo y exótico.

ACEITE ESENCIAL DE MELISA

Es difícil que el delicioso perfume de melisa no levante el ánimo. Es esta capacidad revitalizante de melisa o bálsamo de limón, su mejor virtud terapéutica. Este aceite esencial lo utilizo mucho como aceite antidepresivo, sobre todo si un cliente necesita relajarse y levantar el ánimo con un tónico general.

Propiedades terapéuticas

Resulta ser un excelente refrescante y calmante para la mente y el cuerpo. La melisa puede ayudar a quienes padecen depresión, ansiedad, conmoción o aflicción, según Culpeper, hace que la mente y el corazón se sientan felices, alejando todas las preocupaciones y pensamientos inquietantes.

Emociones y mente.

Calma, revitaliza y restablece el equilibrio emocional.

Forma de uso: dilúyelo bien en un aceite vehicular y utilízalo para dar un masaje a todo el cuerpo, o vierte unas cuantas gotas al agua para darte un baño de tina.

Sistema digestivo.

Para los trastornos digestivos acompañados por tensión y ansiedad.

Forma de uso: Masajear suavemente el abdomen con el aceite esencial de melisa diluido en un aceite vehicular.

Cosmetología.

Antiséptico, antivírico y fungicida. Alivia los problemas de la piel, incluyendo el herpes labial, para estas cuestiones deberás de aplicarlo bien diluido.

Combina bien: con toda la variedad de aceites cítricos, romero y rosas. La melisa se combina con los aceites cítricos para aumentar sus cualidades sedantes y queda equilibrado por la acritud del romero y el aroma voluptuoso de la rosa.

ACEITE ESENCIAL DE ENEBRO

El aceite de enebro ha sido empleado en todas las épocas para purificar el cuerpo, la mente y el espíritu. Su poder antivírico lo hace apropiado para el tratamiento de las infecciones respiratorias y para su uso como ambientador ideal. Se decía que las ramas con las bayas mantenían alejadas a las brujas.

Propiedades terapéuticas.

En la antigua Grecia, el enebro se quemaba para combatir las epidemias. Así se hizo también durante un brote de cólera en Alemania en el año 1856. Y otro de viruela en Francia en 1870.

El romano Catón, el viejo (234–149 A.C.) Consideraba que las bayas eran diuréticas y lo mismo pensaba Gerard. Culpeper, quien afirmó que la planta estimula la eliminación de la orina, ayuda en los casos de gota y del nervio ciático y fortalece los miembros del cuerpo. El aceite de enebro aún se utiliza para estos fines.

Emociones y mente.

Calmante y fresco. Utilízalo diluido en un baño o como aceite de masaje para aliviar la tensión.

Cosmetología.

Antiséptico, excelente aceite para ser utilizado en tónicos y lociones para después de la afeitada. Resultando útil para el tratamiento de acné, para adelgazar o bien combatir la celulitis.

Forma de uso: en compresas de agua fría, masaje con el aceite diluido.

Combina bien con: romero, aceites cítricos y rosas. El aceite de romero aumenta el efecto estimulante y rubefaciente del aceite de enebro, los aceites cítricos complementan sus propiedades calmantes y el aceite de rosas suaviza su perfume.

ACEITE ESENCIAL CIPRÉS

En la antigüedad, para la mayoría de las culturas, el árbol del ciprés representaba la vida eterna y Platón se refirió a este árbol como el símbolo de la inmortalidad. El aceite posee un aroma fresco y picante que a muchas personas les resulta refrescante. En el pasado los griegos que padecían de tuberculosis eran enviados a un bosque de ciprés para que respiraran el aire y con esto aliviaron los síntomas.

El aceite de ciprés en la actualidad es utilizado en los tratamientos para las hemorroides, venas varicosas, capilares rotos y magulladuras. A partir del siglo XVI el ciprés ha sido recomendado como repelente de insectos, así mismo colocando la madera entre la ropa la cuida de las polillas.

Dolores y molestias

A través de mi experiencia he descubierto que resulta útil en las mezclas para masajes como tratamientos de dolores reumáticos o en compresas frías cuando el masaje no es aconsejable, por ejemplo, para reducir la expansión de un hematoma reciente, en venas varicosas, o cuando las articulaciones aquejadas de reuma se encuentren inflamadas.

Aparato Respiratorio.

Antiespasmódico. Excelente auxiliar en los problemas de la tos, el asma, la bronquitis y el dolor de garganta.

Forma de uso: Coloca un par de gotas en un pañuelo e inhálalo profundamente varias veces.

Cosmetología.

Astringente. Adecuado para trabajar con cutis grasos.

Utilízalo en los tratamientos faciales con vaporizaciones, tónicos para la piel o lociones para después de afeitar. A menudo se incluye en las mezclas anticelulíticas.

Es muy útil para las personas que padecen de sudoración en los pies, para este tipo de casos es bueno añadir un par de gotas para realizar baño de pies diario o masajéalos con el aceite esencial diluido en un aceite vehicular.

A través de la historia se ha comprobado que el uso de este aceite en loción o perfume ayuda a atraer al sexo masculino.

Combina bien con: aceites cítricos, rosa y olíbano.

El aceite de ciprés se mezcla bien con todos los aceites cítricos para la preparación de tónicos y el aceite de rosas para las mezclas destinadas al masaje facial, mientras que el olíbano hace resaltar la naturaleza del aroma, similar al aceite de incienso.

ACEITE ESENCIAL DE MEJORANA

La mejorana pertenece a la familia de la menta, esta grandiosa planta se dice que fue creada por afrodita, la diosa griega del amor como símbolo de la felicidad y el bienestar.

En la antigüedad se creía qué si una planta de mejorana crecía en una tumba, la felicidad del difunto estaba asegurada. La mejorana se conoce desde antaño por su utilidad para las mujeres, como una gran aliada contra los nervios. Yo utilizo este aceite para serenar la mente y aliviar la tensión de los músculos.

Propiedades terapéuticas.

Se ha comprobado que la mejorana alivia y reconforta el cerebro al igual que nos ayuda a combatir los constipados, la rigidez de las articulaciones y los trastornos respiratorios.

Este aceite es antiséptico, antiespasmódico y fungicida. A lo largo de las investigaciones que los japoneses han realizado sobre esta esencia, se han confirmado sus efectos sedantes. La mejorana se cultiva en el centro y el sur de Europa, al igual que en Egipto.

Mente y espíritu.

Para tratar el insomnio o aliviar los estados nerviosos, utiliza el aceite en un baño caliente o en un masaje relajante aplicado en la espalda para proporcionar un sueño reparador.

Aparato respiratorio.

Se considera uno de los mejores remedios para tratar los constipados y los escalofríos. Si colocas en un pañuelo unas pocas gotas del aceite y lo llevas a tu nariz para hacer unas inhalaciones, te ayudará a despejar las vías respiratorias y aliviar los dolores de cabeza. Inhálalo para combatir la bronquitis y la sinusitis.

Dolores y molestias.

El aceite de mejorana es muy indicado para tratar los dolores reumáticos, los resfriados y las contracturas musculares. Es un gran antídoto para tratar dolores y rigidez causados por un exceso de ejercicio. Aplica el aceite diluido en un masaje, en una compresa o añádelo al agua para un buen baño de tina.

Ginecología

Los efectos confortantes y calmantes del aceite de mejorana ayudan a aliviar los dolores menstruales, para ayudarte en este problema se te recomienda que te des un masaje suave y rítmicamente en el abdomen y la zona lumbar con el aceite diluido o aplica una compresa caliente en el área del abdomen.

Combina bien con: Romero, eucalipto, lavanda. El aceite de romero y el de eucalipto refuerzan los efectos benéficos de la mejorana para aliviar constipados y dolores musculares. La lavanda aumenta sus cualidades sedantes.

ACEITE ESENCIAL DE HIERBA LIMONERA

Esta planta da origen al aceite esencial que posee valiosos usos terapéuticos. Además de actuar como tónico digestivo, diurético y antiséptico, el aceite tiene como propiedad el calmar los dolores. Combinado con un buen masaje, el poderoso aroma a limón lo convierte en un gran reconstituyente para los problemas físicos y emocionales. Su perfume es de gran aceptación en los hombres por su fuerza y frescura.

La hierba limonera es un ingrediente tradicional de la cocina malaya y tailandesa.

Propiedades terapéuticas.

En la india, se considera que la hierba limonera es refrescante y que el cítral, su componente principal, posee efectos sedantes y antisépticos. Es utilizada por la medicina ayurveda para tratar los problemas de la fiebre y las infecciones. Las investigaciones recientes han confirmado las propiedades analgésicas, fungicidas y antipiréticas del aceite. Para la aplicación en el rostro, el cuello y en la piel delicada debes tener cuidado. La hierba limonera es cultivada en África, Asia y en las Antillas.

Mente y espíritu.

Actúa como sedante sobre el sistema nervioso central. Puede ser utilizado para contrarrestar la fatiga mental.

Cosmetología.

Excelente antiséptico. El aceite de esta hierba es empleado para tratar los problemas de acné.

Dolores y molestias.

Es muy utilizado, diluido en aceite vehicular, para dar masajes a los deportistas después de sus prácticas.

Problemas digestivos.

Se recomienda dar un ligero masaje en el área del abdomen con una buena mezcla de aceite diluido.

Combina bien con: rosa, sándalo y romero.

El aceite de la hierba limonera se mezcla bien con el de rosas y el de sándalo que suavizan su fuerte aroma, y con el aceite de romero ya que aumenta su perfume refrescante.

LAS EMOCIONES

Con el paso del tiempo cambian las ideas, las creencias, el modo de pensar y de vivir. Lo único que no se modifica en la naturaleza humana son las emociones y los sentimientos.

Parece que éste es el combustible eterno que mueve el corazón humano. El amor, la tristeza, la felicidad o los celos, son una constante inalterable de las personas en cualquier tiempo y latitud.

Las emociones son el auténtico motor de la felicidad o de la desdicha. Realmente, la calidad de nuestro mundo emocional es la burbuja que marca el rumbo de toda una vida. De esta sustancia sutil e intangible depende el ser felices o desgraciados. Por ello, merece la pena acercarnos a nuestras propias emociones y conocerlas mejor. Ellas nos envían mensajes cifrados y si aprendemos a descifrarlos, estaremos aproximándonos al número más sutil de nosotros mismo. Una tarea que merece la pena emprender, si lo que deseamos es elevar la calidad de nuestra vida interior.

Las carencias emocionales son un pesado lastre que arrastra una gran mayoría de personas. Mucha gente pasa su vida persiguiendo el deseo de compensar estas carencias que se generaron en los primeros años de su experiencia vital. La infancia es, principalmente, el momento de la vida en que está grabada toda esta información deficiente. Trabajar con el propio niño interior es una manera muy eficaz de sacar a la luz la raíz oculta de muchas emociones negativas y neutralizar su efecto devastador y eso es algo que cualquiera puede hacer, sin importar la edad que tenga.

¿QUÉ HACEMOS CON NUESTRAS EMOCIONES?

Esta es una pregunta que conviene plantearse. La respuesta más general es: *Nada*. Nos limitamos a vivirlas pasivamente dejando que se alternen los episodios positivos con los negativos y estos últimos suelen ser siempre más abundantes. Por un momento de alegría vivimos muchos más de tristeza o enfado y un instante intenso de amor, es una rara joya en medio de la difusa sensación de ansiedad, de estrés o de miedo.

INFLUENCIA EN LA SALUD

Las estadísticas resultan aterradoras: son millones las personas que padecen miedo, ansiedad o depresión.

Sus emociones actúan en contra suya. Según las últimas estadísticas sobre salud mental, el riesgo de enfermar por trastornos emocionales se sitúa en un 20% para los hombres y en un 30% para las mujeres. Éstas constituyen el colectivo que más sufre las consecuencias de dichas alteraciones, en parte, quizás, porque dada su situación social, la mujer depende más que el hombre de factores que no controla.

De todos es sabido que mantener una actitud positiva alarga la vida y previene la enfermedad, el cuerpo reacciona a los estados de ánimo y la mente influye muy directamente sobre el equilibrio biológico.

Ésta es capaz de producir, no sólo síntomas físicos, sino que también prepara el terreno para que estos deriven en salud o en enfermedad, aliando el cuerpo y la mente.

¿Podemos intervenir conscientemente en la esfera emocional para orientar positivamente? De una u otra manera, todos actuamos para mantener un estado de mejora en nuestro estado afectivo, pero no sabernos como hacerlo. Y así, nos dejamos llevar por el "oleaje emocional", como en barco a la deriva en medio de océano.

Sin embargo, para la pregunta ¿Qué hacemos con nuestras emociones? Hay algunas respuestas. La primera es identificarlos.

Les segunda conocerlos. Y la tercera, armonizarlos con la voluntad consciente.

La Identificación.

Los expertos en este campo afirman que sólo hay unos pocos sentimientos básicos, que, mezclados entre sí, originan toda la variedad infinita de emociones que el alma humana puede experimentar. Los celos, por ejemplo, son una mezcla de afecto, enfado y miedo. Si la tristeza se cristaliza, se convierte en depresión. La frustración se origina en las expectativas vitales (reales o imaginarias) no satisfechas y se desencadenan en ansiedad y angustia. Decir a todo que sí y ser una persona complaciente, muchas veces esconde una desesperada necesidad de aprobación. A veces se actúa de una determinada manera simplemente porque se piensa que "eso es lo que se espera de mí." Identifica lo que sientes, procurando destacar el sentimiento predominante. No tengas miedo a llamarlo por su nombre: es el primer paso para transformarlo.

Conocer las Emociones.

Una emoción afecta a los pensamientos, al estado psicológico, al estado biológico y a la voluntad de acción.

Veamos qué sucede en el caso de alguien que experimente envidia. Para ilustrar el proceso, el envidioso cultiva pensamientos de tipo "no puedo soportar que a esa persona le vaya bien o que tenga todo lo que yo no puedo conseguir", este estado psicológico se adapta a estos sentimientos y experimenta rabia, rencor y miedo. El estado biológico, también se modifica, por ejemplo, con alteraciones estomacales o hepáticas (el mal funcionamiento de la vesícula biliar y del hígado tiene mucho que ver con lo que la sabiduría popular llama ponerse verde de envidia)

Estas tres fases mueven la voluntad de acción. El envidioso actúa para perjudicar y dañar a la persona objeto de su envidia, sin darse cuenta que el primer perjudicado será él mismo.

La Armonización con la Voluntad.

Una vez identificados y tras conocer cómo operan y que efectos están produciendo en la propia vida, entra en juego la voluntad consciente. Uno puede ser víctima de ellas hasta el momento en que decide transformarlas, aunque hacerlo no es tarea fácil; se necesita una firme y decidida voluntad encaminada a mantener la recta intención. La ira, por ejemplo, tiene dos aspectos: la rabia destructiva o el coraje que impulsa a superar cualquier dificultad. Resulta útil preguntarse: ¿Realmente es esto lo que deseo para mi vida?

Recuerda que los sentimientos no se pueden separar de los pensamientos. Lo que se guarda en la trastienda de la mente y del corazón es la clave del mundo emocional. Y uno mismo es quien tiene la llave para abrir o cerrar este espacio íntimo y privado. Decide qué clase de sentimientos quieres cultivar.

COMO TRANSFORMAR LAS EMOCIONES NEGATIVAS EN POSITIVAS

Para ayudarte en los puntos 1 y 2 citados anteriormente, es necesario introducir algunos cambios en la actitud habitual, que pueden incluir estos aspectos: Observar sin implicarse. Se trata de convertirse en el testigo del que hablan las tradiciones orientales. Consiste en verse a uno mismo desde fuera, absteniéndose de hacer juicios y valoraciones, como si fuéramos espectadores de las propias emociones y de los efectos que causan.

Expresar directamente. Reprimir, esconder y tapar las propias emociones es la manera más directa de propiciar el que se conviertan en sombras amenazadoras y perjudiciales. El término emoción deriva del latín moveré (mover) y el prefijo es (hacia fuera) = mover hacia fuera, permitir que se expresen y que fluyan es una buena medida e higiene mental, nadie puede estar enfurecido todo el día, pero si puede vivir su permanente enfado siendo un gruñón. Para conseguir la armonía entre la voluntad consciente (punto #3), es muy útil trabajar en las siguientes direcciones: meditación, relajación y visualización. Se trata de tres excelentes herramientas para manejar el propio mundo afectivo.

Fomentar la empatía. Significa saber ponerse en el lugar de las otras personas y tratar de entender lo que ellas sienten. No tiene nada que ver con la simpatía (que es compartir sentimientos con personas que nos resultan afines), sino con intentar comprender que hay en el interior de otras personas, aunque no nos resulten simpáticas.

Mejorar la capacidad de comunicarse. Una buena forma es comenzar a expresarse con los demás sin complejos ni miedos. Decir lo que siente con naturalidad, sin buscar la aprobación del otro. Si sólo vivimos pendientes de ser aceptados, nos empobrecemos internamente.

Conservar y cuidar el espacio personal. Se trata de dejarse espacio para usted mismo, tanto en lo físico como en la psíquico. Delimita tu terreno y personaliza tu lugar de trabajo. Desarrolla tus aficiones, disfruta de momentos de soledad, acostúmbrate a desconectarte de los problemas cotidianos al final de la jornada. No invadas el terreno de los otros y no permitas que invadan el tuyo. Todo ello contribuirá a restaurar y mantener el equilibrio.

Con esta introducción en las emociones, nos podemos dar cuenta la importancia de las terapias alternativas, que hoy por hoy se ofrecen, siendo una de las más importantes la *Aromaterapia*, con la que podemos ayudarnos en casa, por lo que me pareció importante tomar este tema para incluirlo en este tomo.

LOS ACEITES ESENCIALES Y SU RELACIÓN CON LAS EMOCIONES

Los aceites, manejándolos de acuerdo al problema emocional que tengamos, nos ayudan a salir adelante, por lo tanto, te presento una lista de aceites esenciales y su función en las emociones y por qué nos ayuda.

ALBAHACA

Síntoma: Depresión anímica, falta de humildad, crítico constructivo, irritabilidad, incapacidad consigo mismo, falta de liderazgo positivo, oposición entre el sexo y el espíritu.

Recomendado para: Las personas que les cuesta unir los valores emocionales con los físicos. Cuando no se permiten que las sensaciones agradables lleguen a la consciencia, impidiéndole el gozo y el éxtasis.

Te ayuda a: Tomar contacto con la realidad y a tener una conexión con los demás.

BERGAMOTA

Síntomas: Miedo, vergüenza, vulnerabilidad, ira y frustración, miedo a la intimidad.

Recomendado para: Aquellas personas que no expresan lo que sienten por el miedo a no ser comprendidas. Sienten vergüenza y demasiada timidez. Les cuesta mucho hablar en público, son aislados y tratan de pasar desapercibidos. Temen ser descubiertos, temor al rechazo, son débiles e influenciables, temor a la humillación.

Te ayuda a: Romper con las barreras del miedo con coraje y confianza, para que puedas decir lo que sientes y piensas, hablar de tus sentimientos sin vergüenza y sin condicionamiento interno, te conecta con los demás en libertad y con autenticidad.

CANELA

Síntomas: Depresiones por causas conocidas, tristeza y melancolía.

Recomendado para: Las personas que sufren de profunda tristeza. Melancólicos, personas que viven afligidos, siempre recuerdan las cosas tristes del pasado y a sus seres queridos que ya no están, se enganchan a su pasado, en los malos y tristes momentos y siempre encuentran algo para estar deprimidos.

Te ayuda a: Recuperar la alegría y quitar las sensaciones negativas vividas.

CEDRO

Síntomas: Insatisfacción, falto de voluntad, impaciencia, ansiedad crónica, cólera, irritable, malhumorado, inconstante en sus proyectos y grandes soñadores.

Recomendado para: personas que son muy descontroladas en la vida, sin rumbo fijo, no valoran el presente, siempre preocupados por qué hacer por su futuro y hacen muy poco por él, hiperactivos pero inconstantes, desgastan muy fácilmente su energía al grado de llegar al estrés.

Te ayuda a: Conectar con la realidad de la existencia, permitiendo un verdadero control de la vida y un buen análisis del pasado, presente y futuro.

CIPRÉS

Síntomas: Frustración, pérdida de fuerzas, vejez prematura (física y mental), mal humor, irritabilidad, abatimiento, fastidio.

Recomendado para: Las personas que el paso de la vida las va marcando de una manera considerable. Dan a notar que los años les pesan demasiado, que los problemas superan su capacidad de resolución. Se sienten viejos. Su mente y su cuerpo suelen aparentar muchos años más de los que en realidad tienen. Pérdida de creatividad y fuerza vital. Muy común en aquellas personas que cuando se les pregunta cómo están dicen "aquí pasándola, ¿qué más?" Deseos de no vivir. Pérdida de las funciones motrices, abatimiento, pérdida de los objetivos en la vida, sedentarismo, insatisfacción, mal humoradas, fastidiadas e irritables.

Te Ayuda a: Regenerar la fuerza psíquica y física que te hace falta. Resistencia, longevidad, generador de vitalidad, vigorizante, antirreumático, para despertar tu capacidad creativa, eleva los deseos de vivir, te proporciona optimismo y potencia.

CLAVO

Síntomas: Debilidad general, agotamiento físico progresivo con el transcurrir del tiempo, crisis afectivas, perdidas de seres queridos, decaimiento y depresión, incertidumbre, cansancio, embotamiento físico y mental.

Recomendado para: Las personas que padecen de una gran debilidad general, llegan al desequilibrio total (psicofísico), más aún cuando han pasado por estados de aplazamiento en exámenes y pruebas, pérdida de dinero, después de una cirugía o cuando han pasado por problemas de salud graves, los cuales ocasionan decaimiento y depresión.

Te ayuda a: Regenerar la energía psicofísica, estimula la energía vital, te equilibra físicamente, es equilibrador energético de todos los meridianos y calma el sistema nervioso.

ENEBRO

Síntomas: Rigidez, deseos de que los demás los admiren y los tomen como ejemplo. Intolerancia con todo y con toda persona que las rodea, hasta con ellos mismos, temen fracasar, personas que tienden a sólo ver lo malo de las personas, piensan que deben controlar todo, hasta la vida de los demás, obsesivos, insistentes, tienen miedo de perder la imagen social y el status, impacientes, experimentan falta de deseos sexuales.

Recomendado para: personas muy seguras de sí mismas y muy activas, pero intolerantes e impacientes con los demás, son las personas que permanecen más aisladas, sin amigos ni pareja porque les resulta difícil encontrar una persona que lleve su ritmo de vida, también generalmente acaban haciendo el trabajo de los demás porque no toleran la lentitud de los demás.

Te Ayuda: mantener un equilibro espiritual, a mantener la armonía, la tranquilidad, a ser más tolerante y paciente con los demás y contigo mismo, reanima la sexualidad, calma.

EUCALIPTO

Síntomas: La persona experimenta insatisfacción, autorreproche, inconstancia, negatividad, cuestionamientos personales, inestabilidad, poca visión, impaciencia e intolerancia.

Recomendado para: personas fatalistas, que cualquier pequeño obstáculo es suficiente para caer y ya no poderse levantar, inconstantes, sin una visión clara de lo que quieren en la vida, a pesar de que son trabajadores y luchan, están insatisfechos y fuera de la realidad, tratan de tomar todas las oportunidades que se les presentan, pero al final acaban mal porque no tienen una planeación de qué es lo que realmente desean.

Te ayuda a: Centrar en la realidad, da la serenidad que se necesita para encontrar metas y propósitos en la vida, da la calma y claridad necesarias para encontrar el camino hacia las metas. También ayuda a equilibrar el funcionamiento del aparato respiratorio y da la estabilidad para tener constancia en lo que te propongas.

GERANIO

Síntomas: Personas que están en un estado de depresión profunda, que experimentan ansiedad, personas indecisas, pasivas y sin fuerza de voluntad.

Recomendado para: Personas con confusión mental, no tienen la claridad mental para darse cuenta cuando se bloquean y por esto no tienen la voluntad para luchar en contra de lo que no les permite avanzar, este estado llega a ser una completa confusión entre sus pensamientos y sus acciones, lo cual los lleva a un completo estancamiento y pasividad.

Te ayuda a: Eliminar la confusión mental, a unir acciones con el pensamiento, estimula el hemisferio derecho del cerebro, por lo cual te ayuda a desarrollar la creatividad, a tener más entusiasmo, ser más concreto en lo que se desea, tener más fuerza de voluntad, sentirte más satisfecho y más equilibrado. Regulador del sistema endócrino.

HINOJO

Síntomas: Personas con cansancio físico y mental, pérdida de confianza y seguridad en sí mismo, falta de voluntad y de energía.

Recomendado para: las personas a las que todo se les hace imposible, se sienten desganados y sin motivación para enfrentar las adversidades de su vida. Son los que expresan, por ejemplo: "ya no doy para más, mi físico no me responde, mi cerebro no da más, la vida es muy difícil" y terminan por abandonar una tarea o un proyecto antes de ser empezado.

Toda la vida dudan de su propia capacidad para poder cumplir una meta. Tienen poca seguridad y confianza en ellos mismos.

Te ayuda a: Aumentar la voluntad para el logro de las metas, incrementar el dinamismo de seguridad y confianza en el desarrollo de las actividades y proporciona dinamismo físico y mental, aclara la mente, desarrolla la voluntad.

LAVANDA

Síntomas: Ansiedad, agitación, angustia profunda, cansancio, impaciencia, abatimiento, desasosiego, agobio, inquietud, desvalorización personal, timidez. Se preocupan de todo y por todas las cosas y acostumbran a hacer dramas por todo.

Recomendado para: Personas desmoralizadas y nervios desgastados, agobiadas, para las personas que se encuentran desequilibradas afectivamente, inquietas, irritables, intranquilas, estresadas y alarmadas.

Te ayuda a: Armonizar y equilibrar emocionalmente. Sedante, ayuda en las prácticas espirituales, es un calmante en general.

LIMÓN

Síntomas: Personas distantes, apacibles, solitarias, demasiada tranquilidad, triste. Aislamiento, personas vergonzosas, arrogantes, reservadas, egocéntricas, prejuiciosas y vanidosas.

Recomendado para: Aquellas personas que son muy reservadas, intelectuales de gran personalidad, con sentimientos de superioridad, personas aisladas.

Te ayuda a: Integrar con los demás, adaptar al medio, autenticidad, comunicación, equilibrio entre la mente y el espíritu, humildad, es un gran estimulante mental, ayuda a romper la soledad.

MANZANILLA

Síntomas: Ansiedad, desequilibrio emocional. Hipersensibilidad, angustia con opresión en el pecho, cambios de emociones bruscos, inestabilidad emocional. Personas caprichosas, ofuscadas, coléricas, inestables y sobre todo hipersensibles. Pasan de la risa al llanto con gran facilidad.

Recomendado para: Eleva la actividad mental al igual que la concentración, es equilibrante de las funciones de los dos hemisferios cerebrales, facilita la comunicación, la claridad de la mente y la conciencia. Limpia y depura la mente y el metabolismo, abre los canales de recepción, limpia la mente de pensamientos negativos.

Te ayuda a: Elevar la vitalidad, a eliminar el cansancio, la apatía y la tristeza. Es para personas a las que se le cierra el mundo al mínimo problema, tienen tendencia al recargamiento espiritual, por consecuencia del exceso de actividad mental.

ROSA

Síntomas: Desamor, tristeza, depresión sin causa conocida, angustia, pasividad, apatía, indiferencia, sentimientos de culpa, depresión profunda, falta de compromiso y responsabilidad.

Recomendado para: Personas que tienen poco impulso o deseo sexual, poco pasionales, muy común en mujeres que suelen tener dolores de cabeza, jaquecas, náuseas como escape ante una posible relación sexual.

Personas que carecen de fuerza y coraje para enfrentar los problemas de la vida, falta de motivación para luchar por los ideales o bien para superar la pérdida de un ser querido o una prolongada enfermedad, les cuesta trabajo encontrar soluciones a los problemas de la vida.

Te ayuda a: Permitir ver lo positivo que ofrece la vida, despertar a la vida al igual que a nuevos intereses, el amor.

Buen revitalizador para la piel, da fe en sí mismo, confianza, entusiasmo, interés por la vida, creatividad, conecta con el amor y ayuda a ser sincero.

SÁNDALO

Síntomas: Fanatismo ideológico, autoritarios, sentimiento de superioridad, poco comprensivo, desequilibrio emocional.

Recomendado para: Importante para la armonización de los ambientes, para establecer un vínculo espiritual entre las personas, para quienes quieren evolucionar en la vida.

Te ayuda a: Conectar con el "yo" interno, ayudando a tener un conocimiento espiritual superior, por sus propiedades vibratorias, permite eliminar energías negativas impregnadas en las personas y ambientes, relaja las tensiones, armonía espiritual y emocional.

TOMILLO

Síntomas: depresión endógena sin conocimiento de la causa, ansiedad, depresión reactiva, tristeza, debilidad de origen nervioso, hipocondría, carencia de fortaleza física y espiritual para salir de las crisis.

Recomendado para: Las personas que llegan al cansancio y agotamiento extremo, no paran nunca. Les cuesta mucho recuperar las fuerzas vitales y por lo general terminan ingiriendo psicofármacos.

Te ayuda a: Que tomes conocimiento de tu verdadera capacidad física y psíquica, regulador de fuentes de energía, vigorizante psíquico, recuperador de la vitalidad.

YLANG-YLANG

Síntomas: Apatía sexual, desequilibrio en funciones sexuales, frigidez, resignación, insatisfacción, ansiedad, ira y enojo.

Recomendado para: Personas que no disfrutan de su sexualidad plenamente, se sienten presionados, falta de interés sexual, apatía, les cuesta trabajo dejar brotar sus verdaderos sentimientos.

Te ayuda a: reanimar el interés sexual y es un equilibrante de las funciones sexuales femeninas. Sensual, interés sexual, poder de seducción, afrodisíaco, estimulante erótico, creatividad, vitalidad sexual, antidepresivo, plenitud.

NEROLI

Síntomas: Depresión, desvalorización, tensión nerviosa, malhumor, shock, agresividad, insomnio, no acepta consejos, incomprensión, desvalorización hacia los demás, estados de ira, tensión nerviosa, palpitaciones.

Recomendado para: personas con desvalorización personal, agresividad, desvalorización de lo que les rodea, han tenido una niñez conflictiva, se cierran y tratan de negar u olvidar lo que les es penoso o les provoca dolor.

Te ayuda a: Aliviar la ansiedad crónica, la depresión, la tensión, en estados de conmoción, histeria o situaciones de mucha emotividad, resulta una esencia muy calmante, provoca una sensación de paz, armonía, aceptación, calma, comprensión, ayuda al control y domino de las situaciones.

Ayuda en la capacidad de aceptar cuando alguien brinda un consejo, a conectarse con los demás con armonía, alegría y respeto.

MELISA

Síntomas: Estados hipersensibles, shock, migraña, depresión, pánico, histeria, alegrías de tipo nervioso.

Recomendado para: personas que pueden llegar a sufrir bloqueos a causa de situaciones de histeria o pánico, depresión por perdidas de algún ser querido, inestables emocionalmente.

Te ayuda a: Eliminar bloqueos y aliviar los casos de conmoción, pánico e histeria, te da un efecto calmante y reanimante en los estados de hipersensibilidad, da consuelo a los afligidos, te enfrenta a las pérdidas de algo o alguien muy querido, te da una perspectiva positiva.

INCIENSO

Síntomas: no saber relajarse, incredulidad, ansiedad, tristeza, depresión y soledad.

Recomendado para: personas que tienen cansancio emocional y físico renuente a su espíritu.

Te ayuda a: Cuando se siente tristeza, depresión y soledad te infunde confianza y alivio, ayuda a desembarazarse de las preocupaciones.

PACHOULI

Síntomas: Frigidez, impotencia, frialdad, poca motivación sexual, debilidad física, poco sensual, falta de impulso sexual, sin poder de seducción, desinterés, carencia de vigor.

Recomendado para: Personas que padecen frigidez o impotencia, pasivas sexualmente, que carecen de estímulos naturales con muy poca predisposición al sexo.

Te ayuda a: Equilibrar las funciones sexuales, es un gran estimulador de las sensaciones y deseos sexuales, despierta fantasías eróticas, afrodisíaco, te da vigorosidad y poder de seducción.

LA INFLUENCIA DE LOS ACEITES DE AROMATERAPIA EN LOS ESTADOS DE ÁNIMO

ESTADO DE ÁNIMO	ACEITE ESENCIAL
Adicciones al tabaco, alcohol, drogas.	Clavo, Hinojo, Geranio, Manzanilla.
Agresividad	Albahaca, Cedro, Neroli, Manzanilla, Pachouli Rosas, ylang-ylang
Angustia en general	Albahaca, Canela, Rosa, Tomillo, Bergamota
Angustia profunda	Lavanda
Ansiedad excesiva	Manzanilla
Ansiedad por influir en los demás	Enebro
Ansiedad crónica	Cedro
Apatía general	Menta, Rosas, Enebro, Romero
Apatía sexual	Pachouli, Romero, Rosas.
Armonía en la pareja	Pachouli, ylang-ylang.
Armonía espiritual	Sándalo

Armonía familiar	Pachouli, Romero, Rosas.
Arrogancia	Albahaca, Romero, Rosas.
Ataques de locura	Menta, Rosa, Salvia.
Aflicción	Rosa
Apego a hechos desagradables	Incienso, Canela
Autocastigo	Pino, Eucalipto.
Autoritarismo	Albahaca, Menta, Sándalo, enebro.
Autorreproche	Eucalipto
Bloqueo Mental	Menta
Bloqueo Sexual	Pachouli, ylang-ylang.
Bloqueo en las relaciones sociales	Ciprés
Bloque en acción	Albahaca, Cedro, Lavanda, menta.
Calmante nervioso	Cedro, Manzanilla, Canela, Menta, Enebro, Lavanda, neroli, Rosa, Salvia.
Cansancio	Ciprés, Hinojo, Limón, Menta, Romero
Cansancio físico y mental	Ciprés, Hinojo, Limón, Menta, Romero, Clavo.
Compasión	Rosa
Comunicación	Romero
Concentración	Menta, Pachouli, Romero, Albahaca.
Confianza, falta de confianza en sí mismo	Hinojo, Ajo, Neroli, Salvia.
Confianza, falta de guías espirituales	Sándalo, Incienso.
Conflictos sexuales	Albahaca, Pachouli, Romero, Ylang-ylang
Cuestionamientos personales	Eucalipto
Celos	Rosa

Confusión, indecisión	Albahaca, Ciprés, Incienso, Menta, Pachouli
Debilidad general de origen nervioso	Tomillo, Albahaca, Canela, Clavo, Pino Lavanda, menta, Romero, Salvia.
Delirios	Eucalipto, Lavanda, menta
Depresión por agotamiento mental	Tomillo, Albahaca, Canela, Clavo, Lavanda
Depresión ansiosa	Lavanda
Depresión por no poder enfrentar circunstancias determinadas	Albahaca
Depresión por perdida de las funciones	Albahaca, Romero.
Depresión en general	Bergamota, Manzanilla, Geranio, Neroli, Pachouli, Salvia, Sándalo, Tomillo, Ylang-ylang
Depresión sin causa conocida	Rosas, Ylang-ylang.
Depurativo mental	Ajo, Menta, Salvia.
Depurativo físico	Enebro
Depurativo de energía negativo	Limón, Lavanda
Desagrado	Albahaca, Eucalipto, Pachouli, Romero
Desaliento	Salvia
Desamparo	Hinojo, Romero
Desarraigo	Romero
Desconfianza	Hinojo
Deseo de ser tomado como ejemplo	Enebro
Desequilibrio emocional en general	Manzanilla
Desequilibrio en las funciones sexuales femeninas	Ylang-Ylang
Desesperación	Manzanilla

Desesperanza	Manzanilla
Después de una depresión o estado ansioso	Lavanda, Menta.
Desvalorización personal o de la autoestima	Hinojo, ajo, lavanda, neroli.
Desvalorización hacia los demás	Albahaca, Neroli.
Disgusto	Lavanda, Rosa.
Disociación entre la acción y el pensamiento	Geranio
Distracción	Manzanilla, Lavanda, Menta, Romero, Rosa.
Duda	Menta
Egocentrismo	Albahaca, Limón
Egoísmo	Albahaca, Menta.
Embotamiento mental	Menta
Enojo	Manzanilla, Rosa
Estados coléricos	Manzanilla
Estancamiento	Geranio
Equilibrador emocional	Sándalo, Geranio, Lavanda.
Envidia	Rosa
Falta de aceptación	Pino
Falta de compromiso y responsabilidad	Rosa
Falta de concentración	Pachouli, Menta, Romero.
Falta de creatividad e imaginación	Geranio, Menta, Árbol de té.
Falta de emotividad	Árbol de té
Falta de fuerza física	Árbol de té
Falta de visión	Eucalipto, Salvia.
Fanatismo ideológico	Sándalo
Fastidio	Ciprés
Fatiga	Enebro, Hinojo, Lavanda, Limón, Menta, Pino, Romero, Sándalo, Árbol de té.

Fatiga mental	Albahaca, Limón, Menta, Romero.
Fatiga nerviosa	Lavanda, Limón, Menta, Pino.
Fobias	Lavanda, Neroli
Frustración	Ciprés
Histeria	Albahaca, Manzanilla, Enebro, Lavanda, Romero.
Hipersensibilidad	Manzanilla, Jazmín
Huraños	Romero
Ideas obsesivas	Albahaca
Imaginación	Menta, Sándalo.
Impaciencia	Albahaca, Eucalipto, Enebro, Lavanda.
Impotencia	Canela, Clavo, Menta, Neroli, Pachouli, Pino, Rosa, Sándalo, Ylang-Ylang
Incapacidad de conectarse con la armonía	Albahaca, Sándalo, incienso.
Incertidumbre	Albahaca, Clavo, Menta
Incomprensión	Albahaca, Neroli, Sándalo.
Inconstancia	Cedro, Eucalipto, Pino.
Indecisión	Albahaca, Ajo, Geranio, Menta, Romero.
Indiferencia	Rosa
Inestabilidad emocional	Manzanilla
Inferioridad	Albahaca
Inflexible en el trato con los demás	Enebro, Albahaca.
Inquietud	Lavanda
Insatisfacción personal	Cedro, Eucalipto, Pino.
Insatisfacción por las cosas la vida	Albahaca, Salvia.
Insomnio	Manzanilla, Enebro, Lavanda, Nerolli, Rosa, Tomillo

Insomnio nervioso	Albahaca
Ira	Manzanilla, Neroli.
Irritabilidad nerviosa	Manzanilla, Lavanda.
Jaqueca de origen nervioso	Albahaca
Lucha interna	Salvia
Mal humor	Albahaca, Ciprés, Eucalipto, Lavanda, Neroli, Menta, Rosa, Romero, Ylang-Ylang.
Melancolía	Canela, Lavanda, Rosa.
Memoria perdida	Clavo, Romero, Menta.
Migraña	Albahaca, Manzanilla, Eucalipto, Lavanda, Menta.
Miedo en general	Lavanda, Ajo.
Miedo al fracaso	Bergamota, Enebro.
Miedo a perder la imagen, el estatus	Enebro
Miedo por causas conocidas	Bergamota, Limón.
Miedo por causas desconocidas	Neroli
Negatividad hacia los demás	Pachouli, Rosa.
Negatividad hacia sí mismo	Rosa, Sándalo.
Neurosis	Albahaca.
Nostalgia	Cedro, Rosa
Pánico	Lavanda, Neroli, Manzanilla, Salvia, Ylang-Ylang
Pasividad	Geranio, Rosa.
Pérdida de la voluntad	Ciprés, Geranio.
Pérdida de las energías vitales	Árbol de té, Tomillo.
Pérdida de las fuerzas	Ciprés, Tomillo
Purificador psíquico	Sándalo
Rabietas de niños	Manzanilla, Menta
Relajante nervioso	Lavanda, Neroli, Sándalo, Rosa, cedro.

Relajante tensional	Sándalo
Rigidez en general	Albahaca
Rigidez mental	Enebro, Menta.
Seguridad	Manzanilla
Sentimiento de culpa	Pino
Shock	Manzanilla, Salvia, Romero.
Soledad	Albahaca, Limón, Romero.
Sometimiento	Hinojo
Stress	Cedro, Enebro, Lavanda, Sándalo.
Subestimación hacia los demás	Albahaca
Suspicacia	Lavanda
Temblores	Lavanda, Menta, Salvia.
Testarudez	Albahaca
Temor, paranoia	Albahaca, Salvia, Jazmín, Enebro
Tensión nerviosa	Bergamota, Manzanilla, Ciprés, Geranio, Jazmín, Lavanda, Rosa, Sándalo.
Timidez	Albahaca
Tristeza	Canela, Limón, Tomillo, Rosa.
Vergüenza	Albahaca, Bergamota, Limón.
Vigorizante psíquico	Albahaca, Tomillo, Menta, Romero, Limón

ESTRÉS

Resulta un hecho bastante inquietante darnos cuenta como han subido las ventas de tranquilizantes y antiácidos en los últimos años mundialmente. También hubo más accidentes de tránsito, se elevó el índice de suicidios y divorcios, además de muertes por infarto, los pleitos estuvieron a la orden del día y los problemas y enfermedades alcanzaron su apogeo. Esto, diría cualquiera, se debe sin duda, a la sobrepoblación y al crecimiento característico de las grandes ciudades y en parte es verdad.

Desgraciadamente el estrés se ésta considerando una enfermedad con mayor índice de muerte, más que el cáncer, el sida y las enfermedades infecciosas.

Las estadísticas histéricas giran en que el 89% de la población mundial padece algún grado de estrés y que esto no es privilegio masculino ni de la edad adulta, ya que los niños y las mujeres lo sufren también. El estrés, se dice, desquicia al individuo, oculta lo mejor, destaca lo peor. Algo así como si sacara a flote el animal que todos llevamos dentro.

El estrés hace estragos en nuestra vida y en la de la gente que nos rodea y hecha a perder todo desde la salud hasta los negocios, la sexualidad, la convivencia y las relaciones interpersonales, hasta el ambiente familiar.

A fin de cuentas ¡*Mata*!

Y, sin embargo, este largo, negro túnel en el que nos introduce el estrés, tiene, afortunadamente su punto de salida. En otras palabras, hay formas de controlar el estrés y controlar sus estragos.

¿QUÉ SUCEDE CUANDO SE ROMPE EL EQUILIBRIO?

Se le atribuyen muchas causas como: nervios, tensión, debilidad ante las presiones o inseguridad. Algunos, incluso, consideran que pueda tener un origen físico. En realidad, el estrés es un poco de todo. Básicamente el estrés es un desequilibrio.

Tú tienes tres esferas predominantes que constituyen en tu esencia, están situadas, respectivamente, en una barra de equilibrio.

A la izquierda tenemos la esfera del cuerpo (biológico).

En el centro, la esfera mental (Psicológica), que involucra tanto a las emociones como a los pensamientos.

A la derecha, ubicamos la esfera del medio ambiente en la cual nos movemos (social) y que se refiere a las relaciones interpersonales, a la ciudad donde vivimos, el trabajo que desempeñamos.

La unión de las tres nos da un equilibrio bio-psico-social, al tener este equilibrio vivimos sin estrés, enfermedades, ni complicaciones en la vida.

Imagínate que una de éstas esferas se sale de balance. Como las tres están en equilibrio, la esfera dañada chocará con las otras dos, en la misma forma en que tres bolas de billar se golpean para hacer una carambola. Cuando esto sucede hay un desequilibrio, que inevitablemente, generará ese estado de angustia que todos conocemos como estrés.

Te presentaré algunos de los síntomas que causan el estrés en nuestro cuerpo, mente y sociedad.

Síntomas físicos.

Agotamiento, hipertensión, palpitaciones, problemas gastrointestinales. El cuerpo al hallarse en estado de emergencia descuida sus defensas y es presa fácil de virus y bacterias, como lo pueden ser las alergias, dermatitis, etc.…

Síntomas mentales.

Mente confusa. La persona no se puede concentrar, fallas en la memoria.

Le sigue: Angustia, ansiedad, irritabilidad, depresión, tendencia a la auto compasión, etc.

Síntomas sociales.

Irritabilidad y angustia. Nos vuelve agresivos, ataques de ira y violencia; bajo rendimiento en el trabajo.

Soluciones del estrés.

Darse cuenta. Aceptación, ¡Olvídate de la autocompasión y actúa!
Análisis de que lo causa (origen)
Piensa y luego actúa.
Haz las cosas lo mejor posible.
Acepta lo que puedes cambiar.
Encuéntrale sentido a tus actividades.
Traza metas y obligaciones.
Realiza un ajuste en tus esferas.
Ten buena comunicación.
Dedícale tiempo.
Recuerda, "Tú eres valioso".
La medicina convencional a menudo tiene poco que ofrecer cuando se trata de problemas relacionados con el estrés. Por ejemplo, cuando se trata de aliviar sentimientos de angustia o insomnio, ya que por lo regular solo se enfoca a los síntomas de estos trastornos con el uso de tranquilizantes o pastillas para dormir. Estos te podrán ayudar a corto plazo, pero no son una solución al problema.

La *Aromaterapia* como forma holística, pretende tratar las causas fundamentales de los problemas, así como sus síntomas y esta forma de tratamiento resulta muy importante cuando se trata de problemas relacionados con el estrés, ya que un síntoma físico suele ser una manifestación de un problema psicológico o emocional subyacente. Los aceites esenciales cuentan con bastantes propiedades que los hacen ideales para ayuda a enfrentar y combatir el estrés.

Por ejemplo, la camomila ayuda a relajar el cuerpo y a mejorar el sueño. El Neroli es ideal para combatir la ansiedad y la depresión. Mientras que el aceite esencial de lavanda resulta muy útil para la tensión alta, el insomnio y la depresión.

Estos aceites puedes emplearlos de forma diferente para combatir problemas relacionados con el estrés, aunque uno de los métodos más comunes y a la vez agradables, consiste simplemente en relajarse en un baño caliente con aceites esenciales.

Métodos Curativos

Masajes.—Los aceites esenciales deberán diluirse en otros aceites base. Para un masaje corporal completo se utiliza dos cucharadas soperas de aceite base aproximadamente (como puede ser de almendras dulces, cártamo, chabacano, ajonjolí, arrayán para relajar la musculatura, cacahuate para embarnecer y también se puede usar crema o gel de cuerpo). Al aceite base se le van a agregar de 6 a 10 gotas de aceite esencial puro o mezclado, hasta diluirse como ya se ha mencionado anteriormente.

Masajes donde se canaliza la energía o limpia de Aura.—Pon en las palmas de tus manos un chorrito de aceite base, agrega de 2 o 3 gotas de aceite esencial seleccionado de acuerdo a la persona que va a recibir la terapia, frota tus manos y con la persona acostada o sentada pasa tus manos haciendo movimientos hacia abajo, como si estuvieras limpiando algo de arriba hacia abajo sin tocar a la persona.

Masaje de reflexología.—Aplica unas gotas de aceite esencial puro en los puntos que se encuentren saturados o que se requieran equilibrar. Esta terapia se aplica a través de presiones específicas en los pies y en las manos, donde se localizan los canales de energía correspondientes a cada órgano.

Perfume.—Se disuelven de 6 a 10 gotas de aceite esencial en alcohol (de preferencia puro de caña), o en aceite y aplícalo al cuerpo como si fuera perfume y tú mismo puedes elaborar tus propias mezclas para el perfume deseado.

Pañuelo.—vierte de 1 a 3 gotas en una bolita de algodón, envuélvela en un pañuelo desechable o en tu pañuelo, con el fin de que no manche tu ropa y aspíralo cuando lo requieras.

Cataplasma.—Disuelve de 6 a 10 gotas de aceite esencial que elija el paciente o de acuerdo al problema, en dos tazas de agua. Remoja un lienzo de tela delgada p manta de cielo y después aplícala sobre el cuerpo del paciente para refrescar las zonas donde se requiere extraer calor usando agua fría, así como en todo el cuerpo en caso de que existiera fiebre.

Cataplasma de Lodo.—Deberás de agregar al agua de cocido de plantas, con el que vas a preparar el lodo volcánico, de 6 a 10 gotas de aceite esencial preferido por el paciente o el terapeuta, de acuerdo al problema a tratar y así sumarás a esta excelente terapia las ventajas tanto relajantes como curativas.

Inhalación por vapor.—Pon en un tazón de 2 a 3 gotas de aceite esencial y agrega agua muy caliente. Cubre tu cabeza con una toalla e inclínate sobre el tazón con tu cara a unos 25 cm. con los ojos bien cerrados.

Trata de respirar por la nariz profundamente repitiendo la acción por 1 minuto.

Métodos de agua.—Algunas personas con piel sensible pudieran presentar una reacción de enrojecimiento al contacto directo de ciertos aceites con su piel. Para evitar esta posible reacción se recomienda diluir el aceite esencial en un aceite base, como los que se mencionan en métodos de masaje. Algunos jabones, al entrar en contacto con el agua aromatizada, reducen la intensidad del aroma, por lo que se recomienda al hacer este tipo de baños aromáticos, contar con el tiempo suficiente para disfrutar de un periodo de relajación y de la mezcla aromática. Una vez concluido este proceder de baño, si así lo deseas, no existe ningún problema si sólo te enjuagas o puedes bañarte antes de tu baño aromático o de relajación.

Baño de tina o de jacuzzi.—Disuelve de 10 a 15 gotas de aceite esencial de la mezcla preferida, a tu tina o jacuzzi y date un buen baño relajante durante 15 minutos. Tratando de relájate escuchando buena música instrumental, de musicoterapia o sino leyendo un buen libro.

Baño de sauna.—disuelve 10 a 15 gotas de aceite esencial preferido en el agua con las que vas a mojar las piedras del equipo y así lograrás que el vapor que emite traslade el aroma, mejorando las cualidades relajantes del baño y si tienes un baño de vapor portátil, coloca las gotas del aceite esencial elegido a la bandeja donde se está vaporizando el agua, para que te ayude más en tu tratamiento.

Baño de vapor de temezcal.—Coloca cerca de la salida del vapor un recipiente con agua caliente con las plantas medicinales y agrega de 8 a 15 gotas del o los aceites esenciales, dependiendo del tratamiento del paciente, si lo deseas sólo puedes agregar los aceites esenciales necesarios para el tratamiento, si no tienes un buen conocimiento de las plantas.

Baño de asiento.—El nivel que debe tener el agua en la tina es de 10 a 15 cm. El nivel de agua fría debe llegar hasta el ombligo, cuando estés sentado en la tina es necesario friccionar el vientre con la mano mojada de agua fría. El tiempo de baño debe ser de 5 a 20 minutos antes de la comida o dos horas después. Sin secarte inmediatamente, te deberás cubrir o taparte y meterte a la cama 10 min. aproximadamente.

Al meterte en la tina, las piernas deberán quedar fuera de ella, si el medio ambiente es frío, cúbrete con cobijas gruesas.

Agrega de 6 a 10 gotas de aceite al agua de la tina donde se realizará este baño de asiento.

Baño de pies o prenilubio.—Utiliza un recipiente grande de agua fría. Sentado mete los pies hasta las pantorrillas, sin mojar las rodillas. Mueve y frota los pies uno con otro, dentro del recipiente. Al terminar el baño les darás un masaje y después los cubres. El baño será de un minuto, máximo de dos minutos.

Agregas de 6 a 10 gotas aceite esencial a la tina donde colocarás tus pies.

Baño de aire y agua.—En su libro "baño de aire, luz y sol en casa", el Dr. Monteuuis describe el baño de aire *Priesnitz*, el cual tiene cualidades desintoxicantes, regulador del sistema nervioso y circulatorio y activa el sistema inmunológico. Esta práctica se lleva a cabo al levantarse, teniendo la habitación sin corrientes de aire, te levantas y friccionas la piel desnuda con una toalla seca o cepillo e inmediatamente después, te pasas por la piel una toalla mojada con agua fría por todo el cuerpo para volverte a poner la pijama, meterte a la cama y descansar por 15 minutos más dentro de tu cama. Para llevar esta práctica mejor, se recomienda aplicar de 3 a 5 gotas del aceite esencial favorito.

MÉTODOS PARA AROMATIZAR Y DESINFECTAR LOS AMBIENTES

Llevar a cabo esta práctica en casa o tu oficina es muy sencillo. La mayoría de los aceites eliminan los malos olores como los del tabaco, sudor, comida, humedad, mascotas y otros olores molestos que puedan impregnar la casa.

Además de crear una atmósfera agradable al mismo tiempo la hace curativa y relajante, si llevas a cabo esta práctica con regularidad notarás que moscas, mosquitos, hormigas y otros insectos evitarán entrar a tu hogar y oficina.

Estos aceites, al ser alternativas naturales en vez de ser químicos, te ayudarán a mantener la higiene de toda la casa y colaborarán de forma significativa en la prevención de los problemas de salud.

Para una habitación normal de 4x4, con una temperatura típica, se requerirán de 6 a 10 gotas de aceite esencial disuelto en un cuarto de tasa de agua muy caliente y que se mantenga a esta temperatura por un tiempo aproximado de 20 minutos. Si la habitación es más grande podrás agregar 5 gotas adicionales de tu aceite preferido.

MÉTODOS DE USO

Humificadores.—agrega de 6 a 10 gotas del aceite esencial elegido al agua del humificador.

Radiadores—en una mota de algodón aplica 10 gotas del aceite esencial elegido y colócalo en un lugar donde quede en contacto con el calor.

Spray.—pon agua caliente en un recipiente de spray o atomizador y agrega 4 gotas del aceite elegido, por cada taza de agua, se agita bien antes de ser usado. Lo puedes esparcir en el aire, como se hace con cualquier spray sobre alfombras, cortinas y muebles, pero no permitas que caiga sobre la madera ya que la puede manchar.

En el automóvil.—impregna una bolita de algodón con unas cuantas gotas del aceite elegido y colócala en la salida del aire acondicionado o de la ventilación.

Evitar contagio de gérmenes.—por sus cualidades bactericidas y germicidas, la vaporización de los aceites ayudará a impedir la diseminación de los gérmenes y acelerará la recuperación de un enfermo. Vaporiza una mezcla de 10 gotas que incluyan limón, geranio, pino o lavanda. En el caso de resfriados o gripas también es muy recomendado el aceite de eucalipto.

En el trapeador.—es simple, sólo coloca de 10 a 15 gotas al agua tibia con la que vas a trapear, del aceite preferido.

Closets y zapaterías.—En una canasta pequeña coloca los pétalos de un ramo de rosas secos y rocíalas con unas cuantas gotas de aceite preferido, ponlo en algún rinconcito del closet.

El Masaje Y La Aromaterapia

El masaje de *Aromaterapia*, con mezclas de aceites perfumados debería ser tan relajante para quien da como para quien lo recibe. Ya que por medio de nuestro olfato la mezcla de aceites relajantes actúa tanto en el que da el masaje como en quien recibe.

Como nos ocurre con cualquier cosa que queremos aprender en nuestra vida, el llegar a dar un buen masaje de *Aromaterapia* requiere de la práctica, por lo tanto, no piensas mucho y trata de convencer a las personas que te rodean de tu confianza que se den la oportunidad de aprender juntos esta maravillosa técnica del masaje de *Aromaterapia*.

PASOS A SEGUIR

Ambiente.—
Deberás de elegir una habitación tranquila y silenciosa, con luz no muy fuerte, más bien una luz tenue. Trabaja sobre una camilla especial para masajes, un diván, mucho mejor en el suelo, colocando unas toallas, para evitar los roces en las rodillas, apoyándote sobre un cojín y cambiando de posición a menudo para que no te canses. También puedes trabajar sobre una mesa, acolchándola primero, si se te dificulta por tener cansancio en la espalda o si te resulta incómodo permanecer arrodillado durante periodos prolongados.

Trata de cubrir con toallas la mesa o el suelo. También puedes colocar una pequeña manta eléctrica o unas bolsas con agua caliente debajo de las toallas, ya que el calor suave hace que la persona se sienta abrigada.

Tu comodidad.—

Primero trata de usar ropa muy cómoda, tener bien cortas las uñas, quitarte todo tipo de joyas, ya que durante un masaje es fundamental que las dos personas se sientan a gusto, así que debes empezar por crear un ambiente que resulte lo más agradable posible.

Durante el masaje debes de tratar de mantener la espalda lo más recta posible y utilizar el peso de tu cuerpo en lugar de la fuerza, para poder variar la profundidad de las manipulaciones.

Trata de estrujar una pelota de goma con cada mano por lo menos un minuto por día y aprende a "escuchar" con tus manos para saber dónde hay que aplicar más fuerza.

COMO EMPLEAR EL ACEITE EN EL MASAJE

El aceite ayudará a que tus manos se deslicen suave y uniformemente en el cuerpo. Para un masaje total de cuerpo, necesitarás unos 20 ml. de aceite vehicular, al cual podrás añadir unas gotas de aceite esencial de tu elección, la cantidad de aceite a utilizar dependerá del tamaño de la persona que recibirá el masaje y de la resequedad de su piel. Agita el frasco y calienta un poco de aceite entre tus manos y deja el frasco abierto cerca de tus manos.

Vierte aproximadamente una cucharadita de aceite en la palma de una mano, caliéntalo entre tus palmas, luego aplícalo y cada vez que se necesite repite la acción.

ADVERTENCIAS

Antes de comenzar el masaje pregúntale a la persona si sufre de epilepsia o está embarazada, en caso de que la respuesta sea positiva, regrésate a leer las advertencias que se mencionan en los capítulos anteriores.

Nunca des un masaje, sin consentimiento del médico, a personas que padezcan de los siguientes problemas:

Dolores agudos de espalda, sobre todo si éste se extiende a brazos o piernas al tocar la espalda.

Estados inflamatorios, tales como venas varicosas, trombosis o flebitis.

Infección de la piel, magulladuras o inflamación aguda.

Cualquier otro estado grave de salud o de la piel.

Movimiento Básico
Del Masaje

FRICCIÓN EN FORMA DE ABANICO

Los movimientos de este tipo son los más fáciles y los que resultan más calmantes para dar y recibir; probablemente vuelvas a ellos con frecuencia para calmar a quien le das el masaje. Realiza las fricciones en forma de abanico para aplicar el aceite y conectar diferentes zonas del cuerpo, también cuando tengas las manos cansadas o quieras pensar que movimiento emplearás a continuación.

Deberás de trabajar uniforme y rítmicamente, variando la longitud del movimiento, pero preocúpate porque el ritmo de tus fricciones se mantenga siempre constante.

FRICCIONES ALTERNAS EN
FORMA DE ABANICO

Siguiendo las fricciones de abanico, utiliza cada mano alternativamente para friccionar el cuerpo, ya que con esta variación creas un maravilloso estiramiento diagonal.

Comienza con la mano derecha, muévela firmemente hacia arriba y hacia afuera. Luego repite el movimiento con la mano izquierda para que suba mientras la derecha se desliza hacia abajo, repite varias veces, cubriendo toda la zona.

MANIPULACIÓN CIRCULAR

En esta variación de manipulación en forma de abanico, las dos manos trabajarán al mismo lado, una mano completando un círculo mientras la otra traza un semicírculo, creando un ritmo uniforme y constante. La manipulación circular es eficaz en zonas grandes, como la espalda, los hombros y el abdomen, al igual que la manipulación en forma de abanico es adecuada para conectar distintas zonas en un masaje total del cuerpo, ya que produce la sensación de un flujo constante.

MANIPULACIÓN CON LOS PULGARES

Este firme movimiento es especialmente útil en zonas pequeñas y tensas, como la parte superior de los hombros y el cuello. Modifica la presión para adaptarte a las necesidades de quien lo recibe. Si los músculos están muy tensos, comienza suavemente y luego haz el movimiento más firme. Para variar el efecto, mueve los pulgares en círculo, siguiendo los pasos de la manipulación circular.

AMASADO BÁSICO

En un masaje relajante, el amasado debería de ser monótono y suave para producir un efecto sorprendentemente calmante. Los movimientos son iguales a los que se hacen al trabajar con una masa, resultando muy útil en los hombros, la espalda y en las zonas carnosas como las caderas.

PRESIONES CIRCULARES

Los círculos profundos y penetrantes resultan útiles para explorar el estado de los músculos y para combatir la tensión.

Aplica la presión poco a poco, comenzando a trazar círculos más profundos y firmes, luego suelta lentamente y pasa a la siguiente zona. Para tratar los músculos tensos y anudados coloca un pulgar encima del otro e inclínate sobre el cuerpo.

PRESIONES ESTÁTICAS

La presión estática resulta sumamente útil para relajar la tensión del cuello y los hombros, los costados de la columna, los glúteos y la planta de los pies. Aumenta la presión gradual y firmemente, espera unos segundos y luego suelta poco a poco, nunca deberás empujar con brusquedad. Trata el cuerpo con cuidado, asegurándote de no arañar la piel.

MANIPULACIÓN CON LOS NUDILLOS

Para proporcionar una sensación maravillosa, haz girar los nudillos sobre los hombros, el pecho, la palma de la mano, la planta de los pies y las caderas, se puede trabajar profundamente sin hacer daño.

PASO DEL GATO

Para terminar el masaje en alguna zona, ésta es una técnica de las más agradables. Si se hace lenta y rítmicamente, puede lograr que la persona se quede dormida muy pronto. Utiliza un toque suave y haz que los movimientos sean uniformes.

SOSTENER

A mucha gente le encanta que simplemente la toquen como si la sostuvieran, sobre todo en la cabeza, la frente y el abdomen, esto resulta muy relajante, reconfortante y tan sedante para la persona que da el masaje como para quien lo recibe.

Masaje Total Del Cuerpo

El darte un masaje corporal con aceites aromáticos ayuda a que liberes la tensión muscular, aumenta tu energía y te da una sensación de bienestar. Siempre deberás iniciar un masaje por la espalda, bajando hasta que llegues a los pies, haciendo lo mismo por la parte de enfrente: desde la cabeza hasta la punta de los pies. La duración puede ser aproximadamente una hora y media. Antes de iniciar el masaje habla con la persona de sus problemas de salud, para asegurarte de que el masaje que la aplicarás será el adecuado.

Recuerda que el masaje será aplicado sin maquillaje, joyas ni ropa. Platica con la persona para darle la confianza que se requiere, para que te pueda indicar cuando algo le es molesto.

LA ESPALDA

A todos nos agradaría recibir un buen masaje en la espalda y como dicha zona es utilizada para la mayoría de nuestros movimientos básicos, es la parte del cuerpo ideal para iniciar nuestro masaje. Yo siempre inicio friccionando la espalda lentamente hacia abajo, para con esto aumentar la relajación. Si se te cansan las manos mientras haces el masaje o no sabes con certeza qué hacer a continuación, simplemente deslízalas sobre el cuerpo de la persona.

EL COMIENZO DEL MASAJE

Elige una mezcla adecuada de aceites esenciales. Combínalo con el aceite vehicular elegido de los que se te indicaron en páginas anteriores.

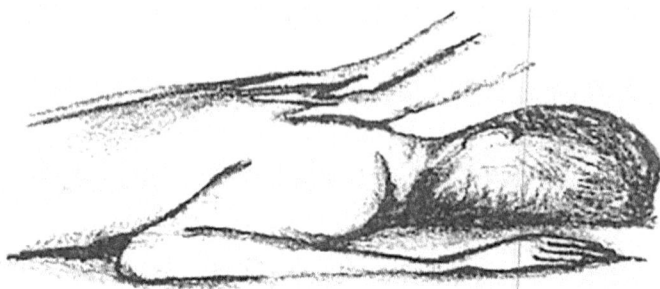

Sentado detrás de la cabeza del receptor, aplica aproximadamente una cucharadita de aceite como ya se te indicó, utiliza más aceite sólo si tus manos arrastran la piel.

Coloca una mano a cada lado de la columna en la parte superior de la espalda y frisiónala en dirección descendente, muy lentamente hasta llegar lo más abajo que puedas.

En la base de la columna abre las manos, en forma de abanico, por encima de las caderas y haz que se amolden a los hombros y por la parte superior de los brazos.

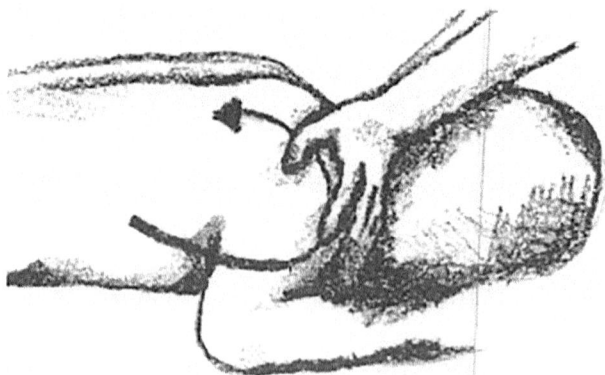

Presiona ligeramente mientras tus manos giran a la altura de los hombros antes de bajar otra vez uniformemente por la espalda a los lados de la columna. Repite los pasos varias veces, así proporcionarás al receptor una sensación maravillosa en general.

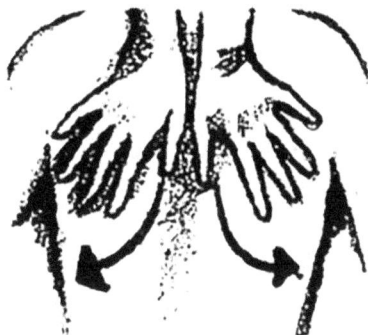

Comenzando con los hombros, deja que ambas manos se abran en abanico simultáneamente desde cada lado de la columna y deslízala hacia atrás. Con cada movimiento abre las manos en abanico un poco más abajo, llegando lo más abajo que puedas. Varía el movimiento, alternando las manos, para dar a la espalda un agradable estiramiento en diagonal.

Separándote de la columna, a un lado de la espalda y luego al otro, deja que una mano trace un círculo completo y la otra un semicírculo y lleva a cabo un continuo movimiento circular.

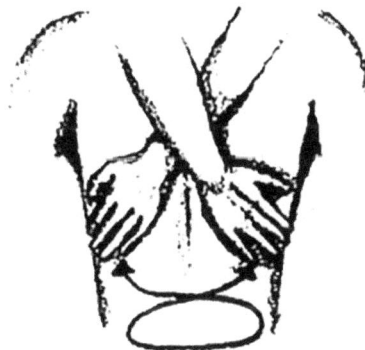

Coloca una mano a cada lado de la columna, a la altura de los hombros y deslízala firmemente en dirección a la región lumbar. Ábrelas en forma de abanico a la altura de las caderas.

Desliza las manos hacia arriba, haciendo una figura en forma de ocho. Sube por los costados y afloja al pasar por la columna, pero nunca hagas presión sobre ésta, repite tres veces.

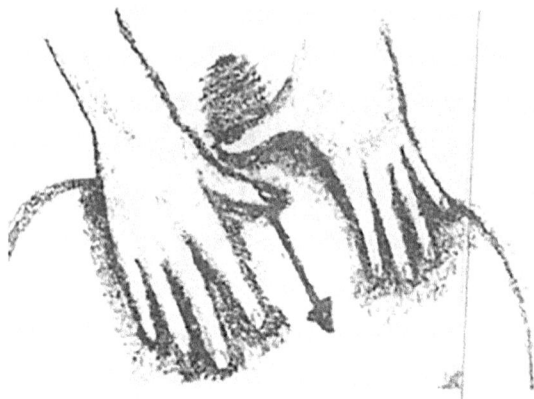

Mueve un pulgar a continuación del otro y baja por el costado derecho del cuello, hacia afuera y la parte superior del hombro, haciendo que el movimiento sea firme para aliviar los músculos rígidos y aflojar la tensión. Esto mismo repítelo en el lado izquierdo.

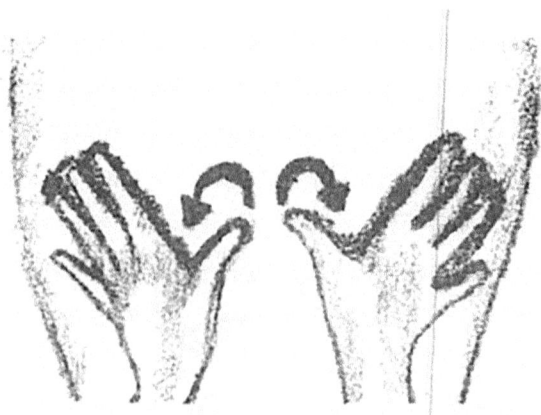

Traza círculos grandes con los pulgares a cada lado de la columna, desde los hombros hacia la región lumbar. Modifica la profundidad y el tamaño de los círculos: Los más pequeños y más profundos resultan más penetrantes y eficaces en las zonas tensas.

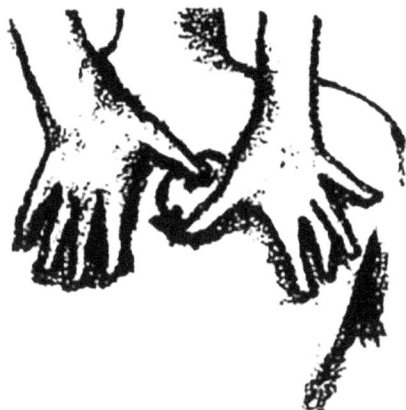

Ahora coloca ambos pulgares a la derecha de la columna, a la altura del hombro. Traza un círculo completo con un pulgar y un semicírculo con el otro, alejándote de la columna y descendiendo todo lo que puedas por la espalda.

Este movimiento es similar, haz la manipulación circular, repite en el lado izquierdo exactamente lo mismo.

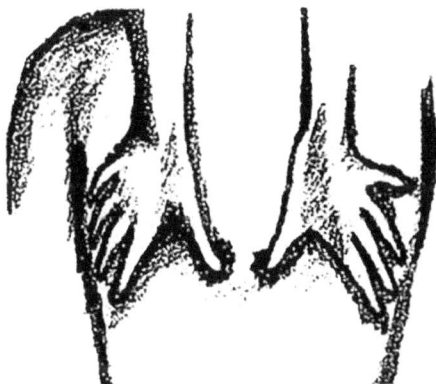

Utiliza presiones estáticas a cada lado de la columna desde la base del cuello hasta la pelvis, en la parte superior de los hombros y en el cuero cabelludo. Apóyate lentamente sobre los pulgares, mantén la presión entre 5 y 9 segundos y suelta. Trabaja lenta y cuidadosamente, aplicando menos peso en el cuello, la base del cráneo y cuero cabelludo.

FRICCIONES ONDULANTES

Amasa rítmicamente los brazos, los hombros y la espalda. Toma la piel y suéltala primero con una mano y luego con la otra como si trabajaras una masa. Haz 5 series de 5 movimientos en cada zona, contando mentalmente para mantener el ritmo. Amasa el cuello con los pulgares y los dedos.

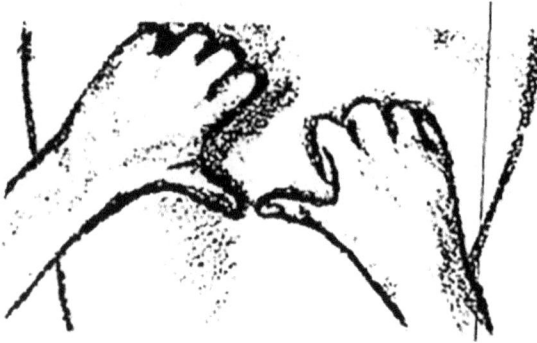

Haz girar los nudillos medios sobre la parte superior y los costados de los hombros, sobre la base de la columna y en las caderas. Este movimiento produce una sensación maravillosa.

El movimiento con los nudillos te permite trabajar profundamente sobre zonas tensas sin hacer daño.

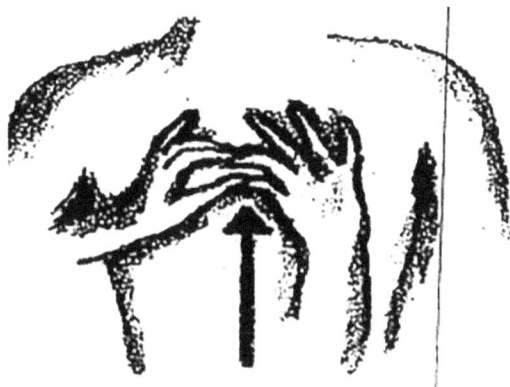

Toma un poco de piel a la derecha de la base de la columna y hazlo rodar entre los pulgares y los dedos, subiendo por la espalda. Repítelo también en el lado izquierdo.

TOQUES FINALES

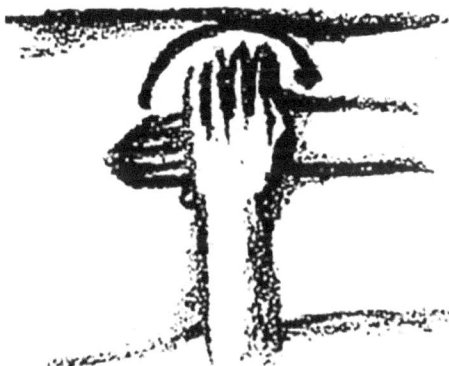

Coloca la mano izquierda sobre la derecha, a la derecha de la base de la columna y traza círculos amplios alejándote de la columna en dirección al hombro. Traza un círculo alrededor del hombro, disminuye la presión y deslízate hacia el costado izquierdo de la región lumbar. Sube formando círculos por el costado izquierdo. Repite estos movimientos varias veces.

Luego traza los círculos sobre las caderas.

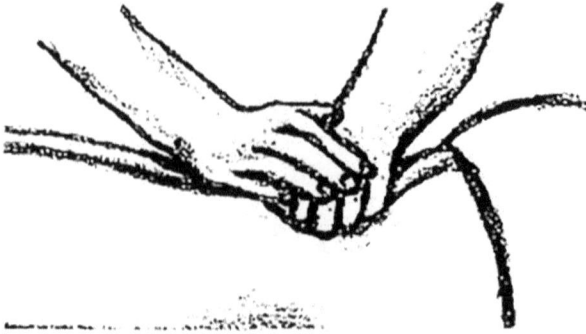

Coloca la mano izquierda sobre la derecha, tensa los músculos de los brazos para que tus manos vibren suavemente mientras desciendes, sin hacer presión, desde la parte superior de la columna hasta la base. Este movimiento resulta increíblemente relajante. Repite esta acción 2 veces.

Coloca la mano derecha en el cuello, con los dedos en dirección a la cabeza, baja con suavidad por la columna y levántala al llegar a la base de la misma mientras tu mano izquierda repite lentamente el movimiento. Este movimiento hipnótico hará que el receptor se siente maravillosamente.

Apoya tus antebrazos horizontalmente sobre la zona media de la espalda, con las muñecas relajadas, muévelos poco a poco hacia afuera, llevando el brazo izquierdo en dirección a las piernas.

Inclínate al hacer este agradable estiramiento.

Tapa al receptor con una toalla y acaba el masaje de la espalda con un suave balanceo. Con la mano izquierda sujeta el hombro, mientras con la mano derecha balanceas suavemente la región lumbar.

MASAJE DE PIERNAS Y PIES

Después del masaje de la espalda, acércate a la mitad inferior del cuerpo, para empezar a trabajar en la parte posterior de las piernas y los pies. Deja el resto del cuerpo tapado con toallas para que el receptor no se enfríe mientras masajeas primero una pierna y luego la otra. Los movimientos descritos a continuación ayudan a aliviar la tensión y disminuyen la fatiga al tiempo que estimulan la circulación y muchos de ellos también pueden realizarse en la parte delantera de las piernas.

No te olvides de aplicar una cucharada de aceite preparado, añadiendo más, si te hace falta, para que el movimiento sea uniforme.

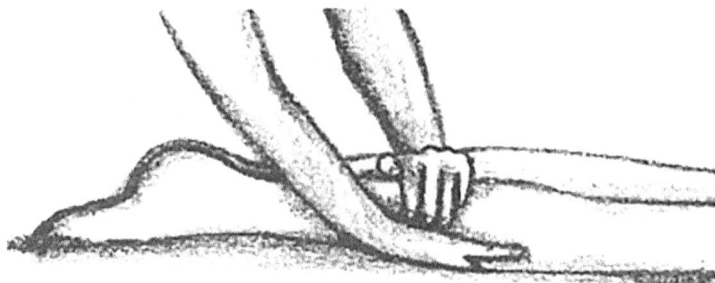

Arrodíllate frente al pie derecho, pon un poco de aceite y coloca la mano izquierda en el costado interior de la pantorrilla derecha y la mano derecha en el costado exterior. Deja correr las manos firmemente por la pierna hacia arriba extendiendo el aceite, deslízalas hacia atrás y en la pantorrilla, deja que una mano se deslice por debajo de la pierna y la otra sobre, la parte posterior.

Ahora arrodíllate junto al costado derecho del receptor, frente al muslo. Intenta dejar una mano en contacto con el cuerpo mientras te mueves. Amasa el muslo con ambas manos, dejándolas abiertas y relajadas. Mientras lo haces, cuenta mentalmente para mantener el ritmo.

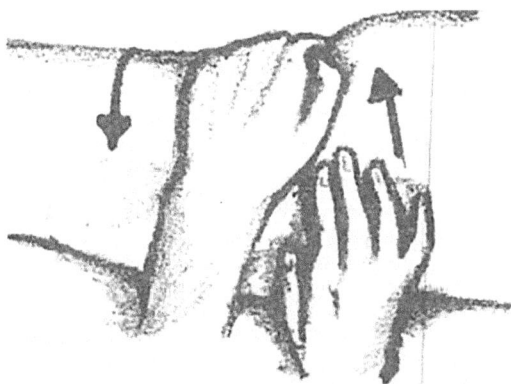

Coloca la mano izquierda en la parte interna del muslo y la mano derecha en la parte de afuera, y acércalas empujando la piel en la parte superior de la pierna. Suelta y sube la piel desde el otro lado, entrecruzando la pierna.

Traza suaves círculos con los pulgares de ambas manos sobre la parte posterior de la rodilla, sin hacer presión. El masaje suave en esta zona resulta muy calmante y ayuda a estimular el sistema linfático, que limpia el cuerpo y devuelve el agua y las proteínas a la sangre.

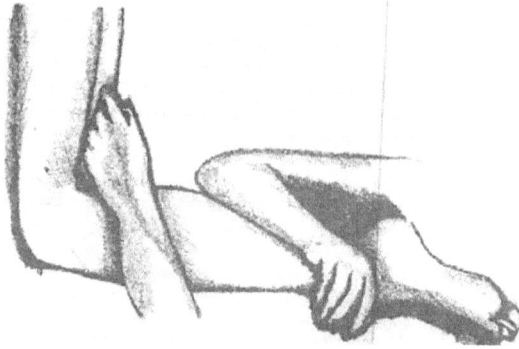

La manipulación de la pantorrilla se hace arrodillado junto a los pies del receptor, dobla su pierna derecha y apoya su pie sobre tu hombro. Desliza la mano desde el tobillo hacia la rodilla y amasa la pantorrilla con una mano y después con la otra.

Baja la pantorrilla, desde el tobillo hasta la rodilla, con el antebrazo derecho, luego con el izquierdo y retrocede. Repítelo varias veces.

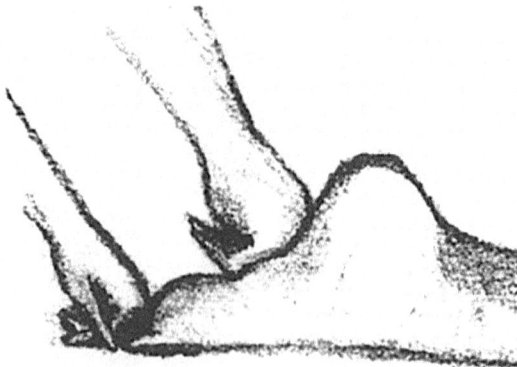

Baja por la pierna y traza círculos con los pulgares, rítmicamente y alrededor del tobillo. Fricciona la planta del pie con los pulgares y traza un círculo alrededor del talón.

Presiona la planta del pie con los nudillos medios de ambas manos, como si estuvieras caminando sobre ella, repite tres veces. Luego haz que el receptor se relaje, colocando su pie entre tus dos manos. Repite toda la secuencia del masaje en la pierna izquierda.

Masaje De Rostro

Mientras que el receptor se coloca boca arriba y se acomoda debajo de las toallas, comprueba, cuando corresponda, si se ha quitado los lentes de contacto.

Este sencillo masaje facial sólo deberá llevar unos 15 minutos.

Siendo más sencillo el trabajo con aceite o crema. Si el receptor no quiere ensuciarse el cabello es posible realizar el masaje sin ningún lubricante. Si lo prefieres, puedes hacerlo al final del masaje de todo el cuerpo.

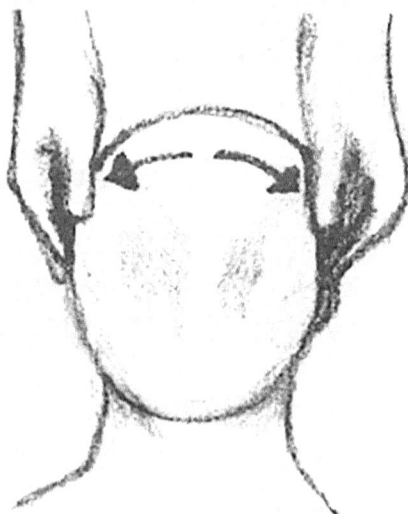

Siéntate detrás de la cabeza del receptor. Y si utilizas aceite, aplícalo con la palma de las manos desde la frente hasta el cuello.

Luego muévelas desde el centro de la frente hasta las sienes, repítelo tres veces.

Mueve los pulgares desde el centro de la frente hasta las sienes, trabajando primero a la altura del nacimiento del pelo, luego te pasas a la mitad de la frente y finalmente sobre las cejas. Repite el movimiento tres veces, aliviando suavemente la tensión.

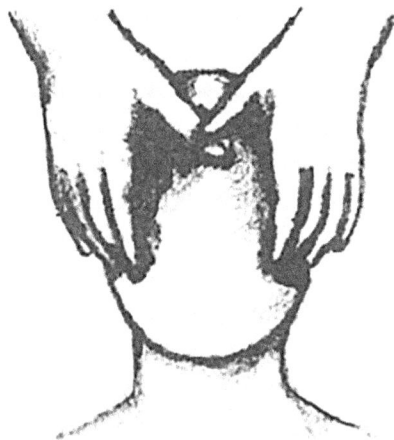

Comienza deslizando los pulgares desde la frente bajándolos por el tabique nasal hasta los pómulos y subiéndolos hasta las sienes. Realiza una suave presión con dos dedos junto a las fosas nasales, debajo de los pómulos y en las sienes. Repítelo por lo menos tres veces.

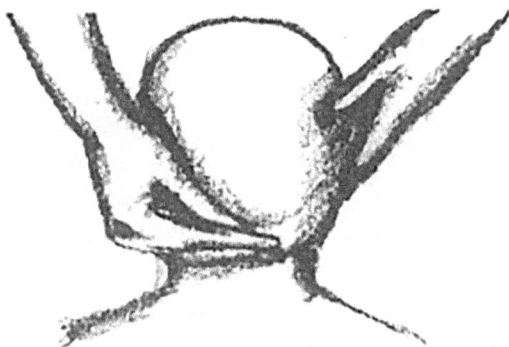

Desliza tu mano izquierda y luego la derecha subiendo por el cuello, desde el hombro izquierdo hasta la oreja. Repite este movimiento seis veces y pasa al costado derecho.

Colocando la barbilla entre tus dedos y tus pulgares, deslízalos suavemente, primero con una mano y después la otra, desde la barbilla hasta la oreja. Repítelo por lo menos seis veces.

Coloca los dedos medios entre las cejas. Realizando un movimiento circular, muévelos firmemente sobre la frente y con suavidad por debajo de los ojos, repite esto por lo menos seis veces.

Masaje De Pecho, Hombros Y Cuello

La mayoría de las personas acumulan la tensión en los hombros y en el cuello, de modo que ésta es una zona muy habitual para dar masaje. Trabajando sobre el pecho se relajan los músculos y se favorece una respiración más profunda. Si el receptor está tendido de espaldas, resultará fácil colocar los dedos detrás del cuello para masajear ambos lados de la columna y trabajar en la base del cráneo. La tensión se logrará reducir con estos movimientos suaves e hipnóticos.

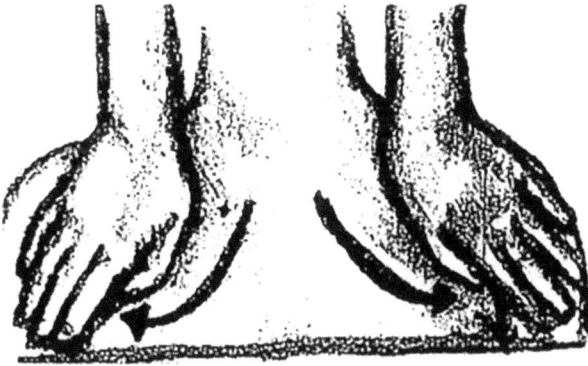

Colócate detrás de la cabeza del receptor y empieza a dar un masaje por encima de toalla que lo cubre. Imagina que la palma de tu mano es la patita de un gato y "camina" por encima del pecho. Este movimiento rítmico ayudará al receptor a relajarse.

Ponte un poco de aceite en la palma de tus manos, frótalas para que se calienten, por debajo de la toalla apóyalas sobre la clavícula, abre las manos en forma de abanico sobre la parte superior del pecho y los hombros, con un movimiento firme y baja suavemente, soltando a medida que vas completando un círculo. Ahora traza el círculo por encima de los hombros. Repite esto por lo menos seis veces.

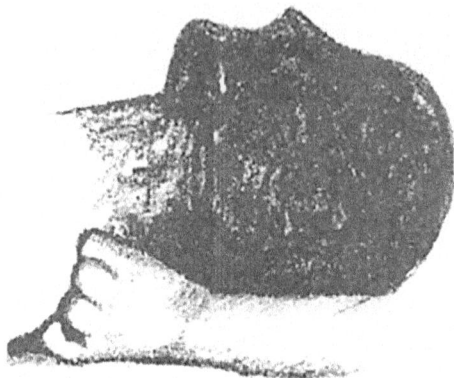

Apoyando tus antebrazos en el suelo o camilla de masaje, haz girar los dedos sin apretar, contra la base del cuello, utilizando los nudillos. Este movimiento ayudará a los que tienen los hombros tensos.

Desliza tus manos hacia arriba por la parte posterior del cuello y tironea suavemente en la base del cráneo para estirar ligeramente el cuello. Suelta y repite el movimiento por lo menos cuatro veces.

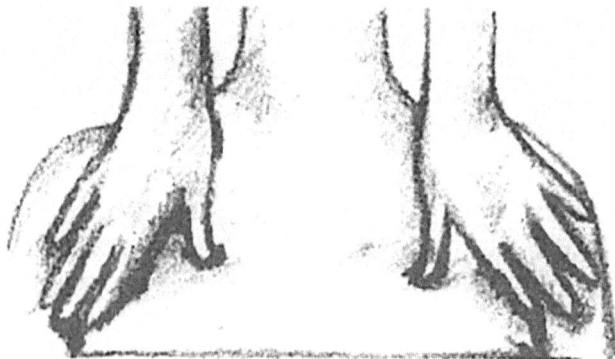

Desliza los pulgares desde el centro del pecho, exactamente por debajo la clavícula, a lo largo de los músculos que se encuentran entre las costillas. Repitiendo el movimiento hasta llegar al punto más bajo posible, o hasta donde le resulte cómodo al receptor, evitando tocar los pechos. Pregúntale al receptor si siente alguna molestia.

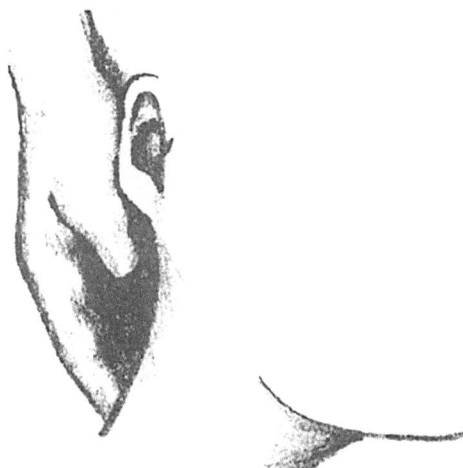

Apoya la cabeza del receptor en tu mano izquierda.

Desliza tu mano derecha por la parte posterior del cuello hasta el hombro y repítelo varias veces. Traza círculos amplios en este lado de la columna, en la parte posterior del cuello y el hombro. Repite la acción en el otro lado.

Ahueca las manos por detrás del cuello. Aguantando el peso de la cabeza del receptor. Estirándola hacia ti, lenta y cuidadosamente. Aguanta el cráneo con los dedos mientras ahuecas las palmas alrededor de las orejas, eliminando cualquier ruido extraño. Espera, concentrándote en la respiración del receptor.

MASAJE DE ABDOMEN

Para realizar el masaje en el abdomen necesitas tener una gran sensibilidad ya que mucha gente se pone nerviosa cuando se les toca esta zona. Tranquiliza al receptor diciéndole que las fricciones serán suaves y masajea con seguridad, dándolo en el sentido de las agujas del reloj, siguiendo el movimiento de los intestinos. El masaje uniforme y repetitivo con aceites aromáticos ayuda a calmar los nervios, combate el estreñimiento y estimula el aparato digestivo al tiempo que nos tonifica la piel.

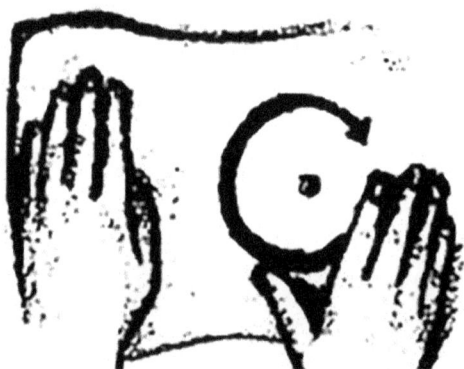

Coloca las manos sobre las toallas y mueve su abdomen hacia atrás y hacia adelante suavemente para aflojar los músculos y aliviar la tensión. Baja la toalla y aplica un poco de aceite. Apoya la mano izquierda en la caja toráxica o por debajo de ésta. Con la mano derecha, traza un círculo alrededor del ombligo recordando siempre que es en sentido de las agujas del reloj, haciendo un movimiento regular, haciéndolo cada vez más firme. Luego incorpora la mano izquierda al masaje, de modo que ambas manos rodeen el ombligo. Deberás de masajear constantemente, ir sintiendo como disminuye la tensión.

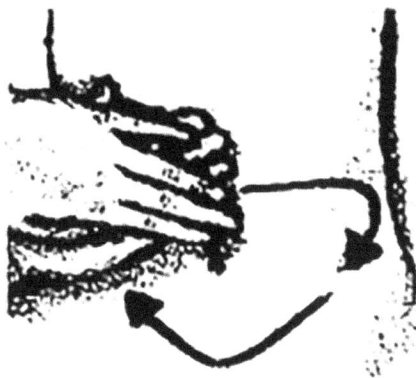

Con tu mano izquierda sobre la derecha realiza un movimiento ondulante, presionando suavemente y soltando mientras trazas un triángulo alrededor del ombligo. Haz que el movimiento sea fluido y rítmico.

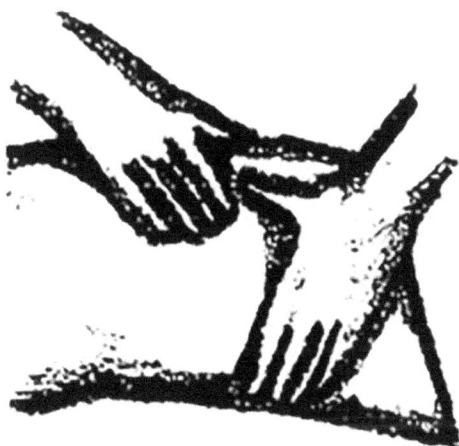

Coloca ambas manos por debajo del ombligo, apuntando hacia arriba y súbelas por el abdomen, luego por las costillas.

Desliza tus manos hacia abajo por los costados del cuerpo, colócalas debajo de la espalda y levántalas a la altura de la cintura.

Pídele al receptor que levante su espalda y desliza las manos por debajo de ésta. Traza un círculo con los dedos a los lados de la columna, con un movimiento firme, haciendo contra peso con el cuerpo para añadir profundidad al movimiento.

Ahueca las manos sobre el ombligo. Mantenlas así durante unos cuantos segundos y haz vibrar la zona suavemente antes de soltar poco a poco.

MASAJE DE BRAZOS Y MANOS

Por lo general la tensión en una zona puede aliviarse manipulando otras partes del cuerpo, ésta es una de las razones por las que un masaje total de cuerpo resulta tan relajante para el receptor, si la tensión de los brazos provoca dolor en los hombros, estos movimientos serenos e hipnóticos alivian y eliminan suavemente la tensión de los músculos. Los músculos de los brazos suelen ser fuertes de modo que tus movimientos en esta zona pueden ser firmes, mientras el sólo hecho de sujetar y friccionar la mano puede resultar sedante y calmante para la persona que recibe el masaje.

MASAJE DE LOS BRAZOS

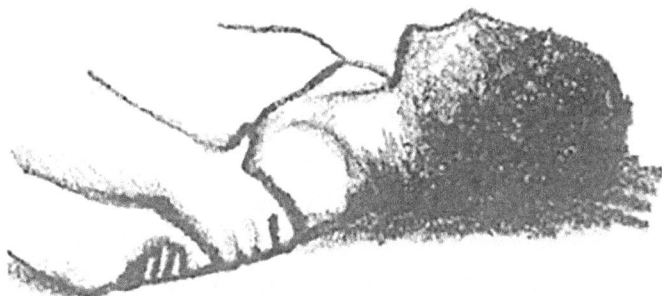

Colócate a la izquierda del receptor. Sujeta el codo con tu mano izquierda; deslizando tu mano derecha por el brazo, la parte posterior del hombro y el cuello, repitiéndolo tres veces.

Sin soltar el codo, amasa el brazo con tu mano derecha, repitiéndolo seis veces, cambiando de mano para cubrir el brazo. Amasa la parte superior del hombro y la parte posterior del cuello.

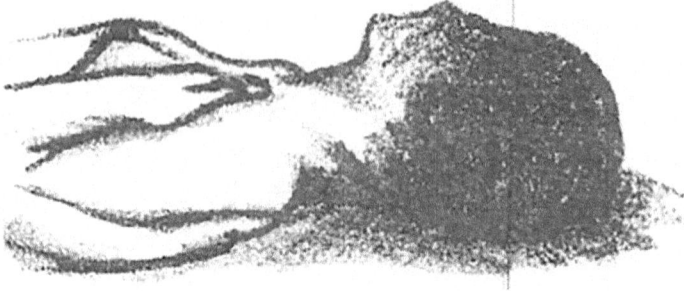

Coloca la mano izquierda por encima del hombro izquierdo y desliza la mano derecha por debajo del cuerpo, curvando los dedos alrededor de la paletilla. Utiliza la mano izquierda como guía, mientras tu mano derecha tironea suavemente hacia ti, estirando los músculos.

Desliza la mano por todo el brazo, incluido el codo. Sujeta la muñeca con tu mano izquierda y con la mano derecha amasa suavemente el antebrazo. Cambia de mano para cubrir toda la zona.

MASAJE EN LAS MANOS

Inicia éste explorando la muñeca con tus pulgares, palpando los pequeños huesos.

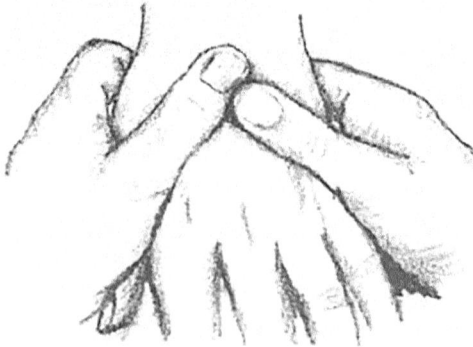

Sujeta la mano del receptor con los dedos mientras mueves los pulgares hacia arriba, desde la base de los dedos y por el dorso de la mano, hasta la muñeca.

Repite moviendo un pulgar después del otro.

Sostén la mano del receptor, con la palma hacia arriba, en tu mano izquierda. Con la mano derecha aprieta cada dedo desde la base hasta la punta. Luego haz girar suavemente cada dedo dos veces en ambas direcciones.

Tironea suave y uniformemente de cada dedo cuidando de no forzar las articulaciones.

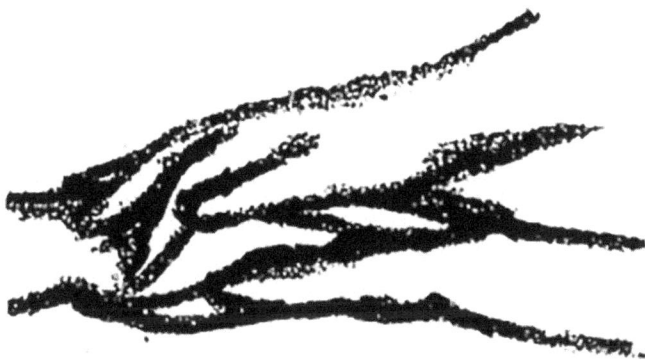

Sujeta el dorso de la mano del receptor con tu mano izquierda, mientras acaricias la palma con tu mano derecha.

Colocando la mano del receptor entre las tuyas, haz un movimiento rotatorio con la región tenar de tus manos alrededor de los nudillos del receptor para aflojarlos.

Coloca la mano del receptor entre las tuyas y deslízalas lentamente. Repítelo varias veces antes de que lo sueltes. Luego repite de nuevo el masaje en el brazo y la mano derecha.

Masaje De La Parte Delantera De Las Piernas

Al masajear la pierna imagina que la estás esculpiendo y dándole una forma perfecta; esto ayudará a que tus fricciones sigan la dirección adecuada. Comienza con la pierna izquierda y continúa con el masaje del pie tal como se muestra más adelante, antes de comenzar a masajear la pierna derecha. Estos movimientos firmes y repetitivos estimulan la circulación, alivian la fatiga, ayudan a reducir los dolores y las molestias y pueden realizarse antes o después del ejercicio.

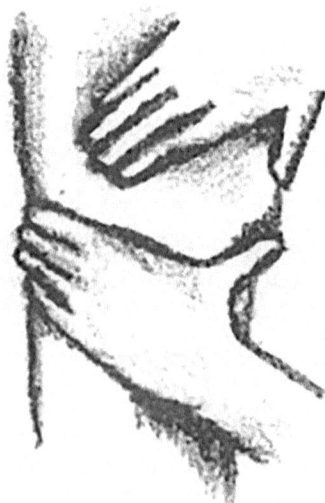

Coloca tu mano izquierda bajo el pie izquierdo y la derecha por encima, cubriéndolo. Deslízalas lenta y firmemente por la pierna hacia arriba y luego hacia abajo.

Repítelo varias veces siguiendo el ritmo.

Colócate junto a la pierna izquierda. Primero con una mano y después con la otra, amasa el muslo apretando y soltando la piel rítmicamente. Utiliza movimientos firmes en la parte externa del muslo y suaves en la parte interna.

Coloca una mano a cada lado del muslo, con los dedos en dirección opuesta a ti y acércalas una a la otra firmemente. Aflójalas en la parte más alta de la pierna y deslízalas hacia el otro lado en un movimiento entrecruzado.

Esto lo repetirás por lo menos seis veces.

Masajea los muslos con los nudillos de ambas manos prestando especial atención a la parte externa del muslo.

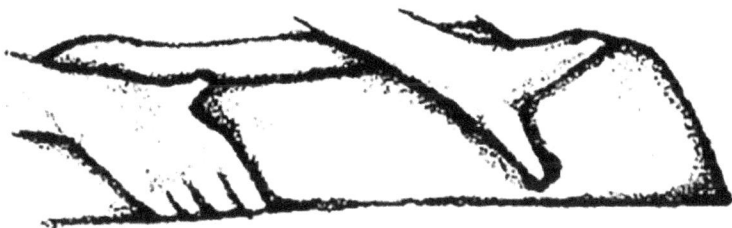

Dejando un espacio en forma de V entre tu índice y el pulgar, deslizando la mano izquierda firmemente hacia arriba, luego levantándola para volver a empezar mientras realizas el movimiento con la mano derecha, repitiéndolo seis veces.

Toma la pantorrilla izquierda del receptor, colocando la mano izquierda por debajo de la rodilla, mientras que con la palma y el pulgar derecho trazas un círculo alrededor de la rótula.

Sujeta el tobillo con tu mano izquierda y con la mano derecha, masajea y amasa la pantorrilla de manera lenta y uniforme. Cambia de mano para cubrir toda la zona.

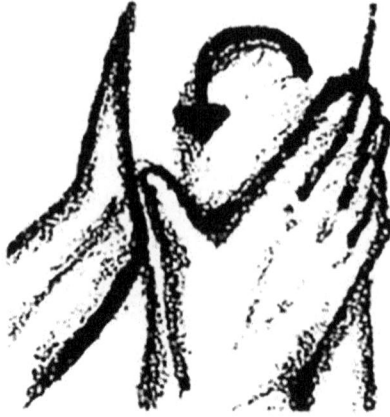

Traza un círculo con los dedos alrededor de los tobillos y luego desliza las manos hacia arriba sobre los músculos de cada lado de la pantorrilla para estimular el flujo linfático.

Desliza las manos hacia abajo y repítelo seis veces.

MASAJE DEL PIE

Masajea el pie con aceites aromáticos, es especialmente relajante y por lo general provoca la liberación de suspiros de deleite. Alivia la fatiga, revitaliza y relaja todo el cuerpo.

Trata de utilizar movimientos seguros y firmes para evitar que el receptor se ponga nervioso, ya que la mayoría de las personas sienten cosquillas en esta área del cuerpo.

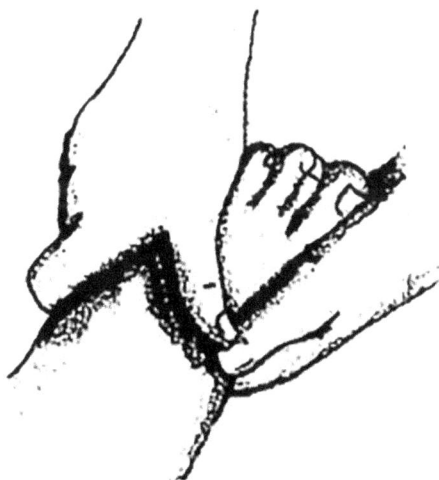

Colócate un poco de aceite en tus manos y toma el pie izquierdo del receptor, sujetando el pie con los dedos de ambas manos, deslizando los pulgares desde la base de los dedos hasta el tobillo.

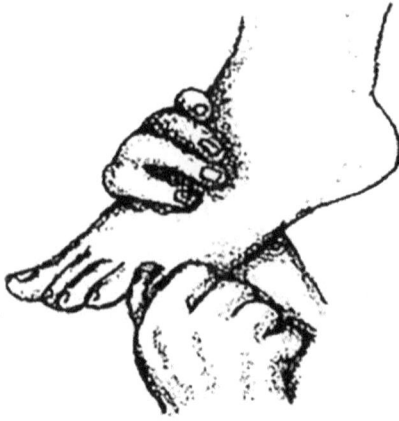

Sujetando el pie con tu mano izquierda y utilizando el pulgar e índice de tu mano derecha para apretar las articulaciones de cada dedo, sintiendo la estructura de las mismas a medida que vas trabajando. Masajeando cada dedo individualmente, girándolo, presionándolo y apretándolo suavemente en toda su extensión, incluyendo la uña. Luego tironea con cuidado cada dedo en dirección a ti estirándolo lentamente.

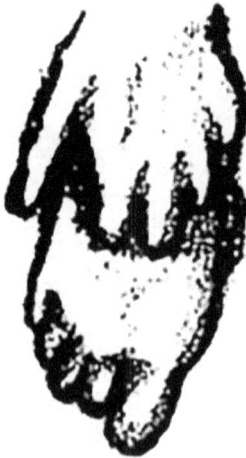

Apoyando la mano derecha en la parte de arriba del pie, gira mientras presionas los nudillos de tu mano izquierda en el metatarso, repitiéndolo tres veces.

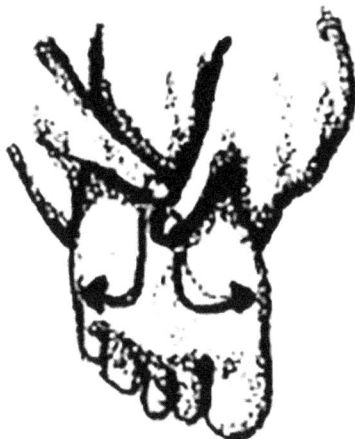

Con la mano derecha aún apoyada en la parte de arriba del pie, desliza la región tenar de tu mano izquierda firmemente desde el metatarso hasta el arco y continúa hacia el talón, repitiéndolo tres veces.

Sujeta el pie entre las manos y deslízalas varias veces hacia el cuerpo luego retrocede lentamente, repitiendo la secuencia en la pierna y pie derecho.

AGRADECIMIENTO

Gracias a Dios, mi energía suprema, por la grandiosa oportunidad que me brindo al venir a esta tierra a evolucionar, en esta gran familia en la que me permitió nacer, vivir y desarrollarme.

Gracias a toda la gente que a través de esta vida me ha dejado aprender, tanto de las experiencias positivas como negativas, que durante mi proceso evolutivo, nos ha tocado vivir, para crecer y evolucionar.

A mi amiga Jose, por colaborar con su creatividad pictórica para la realización de esta obra, gracias "Majopapi".

Gracias a ti, porque lo fantástico de la vida fue que a ti y a mí nos tocó coincidir, sin que fuera coincidencia.

Gracias a los maestros terrenales y espirituales que me compartieron sus conocimientos, por medio de los cuales, puedo contribuir al crecimiento espiritual de la humanidad, en su caminar por la tierra.

Sobre El Autor

Reconocido psicoterapeuta, especialista en terapias alternativas dentro de la medicina cuántica, originario de Guadalajara Jal. (México), donde realizó sus estudios como Lic. en Psicología con diplomados y maestrías en terapias alternativas y en la actualidad está estudiando Medicina Cuántica, para ayudar al ser humano a vivir mejor.

Por más de 25 años ha estado dentro de los medios de comunicación tanto televisivos, radiofónicos e impresos, con sus programas "Psicoenergía" y "Para Vivir Mejor Con Sergio" en las mejores cadenas televisivas y radiofónicas de México y Estados Unidos, al mismo tiempo escribía para diferentes revistas y diarios importantes de México, Estados Unidos y Centro América. En la actualidad solo hace programas especiales en radio y televisión y se dedica a escribir, dar consultas, conferencias y talleres.

Hasta la fecha ha publicado 6 libros los cuales han sido presentados en México, Estados Unidos, Costa Rica, Guatemala y Venezuela.

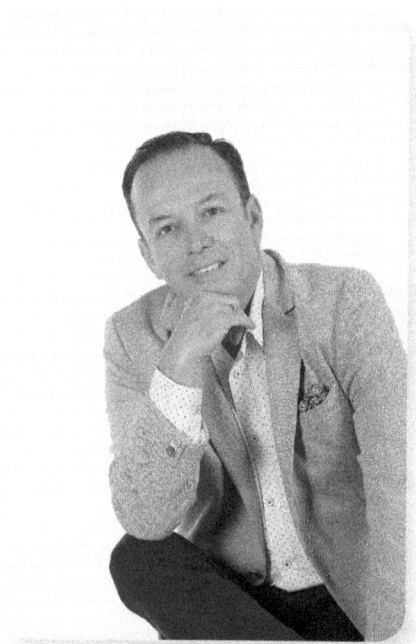

Milton Keynes UK
Ingram Content Group UK Ltd.
UKHW022317040624
443649UK00002B/235

9 781643 342849